Amit Agarwal
Sanjeev Kumar
A. S. Rana

Utilização de PRP em defeitos maxilofaciais

Amit Agarwal
Sanjeev Kumar
A. S. Rana

Utilização de PRP em defeitos maxilofaciais

ScienciaScripts

Cover image: www.ingimage.com

This book is a translation from the original published under ISBN 978-3-659-82576-7.

Publisher:
Sciencia Scripts
is a trademark of
Dodo Books Indian Ocean Ltd. and OmniScriptum S.R.L publishing group

120 High Road, East Finchley, London, N2 9ED, United Kingdom
Str. Armeneasca 28/1, office 1, Chisinau MD-2012, Republic of Moldova, Europe
Printed at: see last page
ISBN: 978-620-7-93107-1

ÍNDICE DE CONTEÚDOS:

CAPÍTULO 1

INTRODUÇÃO

A regeneração pode ser definida como a reprodução ou reconstituição de uma parte perdida ou lesionada com o objetivo de restaurar a forma e a função. O osso é um órgão dinâmico que pode regenerar-se. A patologia, a ressecção cirúrgica e a avulsão traumática podem conduzir a défices ósseos dos ossos maxilares. A exploração da capacidade regenerativa do osso deu origem a um espetro diversificado de modalidades para corrigir estes défices.

O desenvolvimento de um material de regeneração óssea para substituir o osso continua a ser um desafio formidável na medicina dentária moderna. A forma de reconstruir com sucesso os defeitos ósseos na região maxilofacial ainda não foi resolvida de forma satisfatória. A procura de um substituto ósseo ideal tem sido ativamente procurada há mais de 20 anos. Têm sido utilizados materiais autógenos e aloplásticos com diferentes graus de sucesso para substituir o osso perdido.

O osso autógeno é considerado como o padrão de ouro dos materiais de enxerto. Este tipo de enxerto ósseo tem potencial para reter células vitais, é substituído pelo hospedeiro e não induz uma reação imunológica. Quando o defeito é pequeno, um enxerto de osso autógeno é o melhor, mas em defeitos maiores, um enxerto de osso autógeno nem sempre é viável devido a um procedimento cirúrgico adicional para obter o material com maior morbilidade e pode haver quantidades insuficientes de osso autógeno para enxertar defeitos grandes ou múltiplos.

Como alternativa, têm sido utilizados substitutos ósseos alogénicos, xenogénicos ou aloplásticos. As vantagens destes materiais são o bom potencial de indução, a disponibilidade imediata, o baixo custo, a eliminação de um segundo procedimento cirúrgico e a redução do tempo de hospitalização.

Com a introdução do Plasma Rico em Plaquetas na cirurgia oral e maxilofacial por Marx em 1998, os cirurgiões tentam agora promover a cicatrização óssea aumentando a quantidade de factores de crescimento presentes na ferida.

O plasma rico em plaquetas [PRP] é uma concentração autóloga de plaquetas humanas num pequeno volume de plasma. É obtido a partir do sequestro e concentração de sangue venoso acabado de colher. Sabe-se que o PRP contém vários factores de crescimento, como o fator de crescimento derivado das plaquetas [PDGF], o fator de crescimento transformador-0 [TGF-0], os factores de crescimento semelhantes à insulina [IGFs], o fator de crescimento epidérmico [EGF] e o fator de crescimento das células epiteliais [ECGF]. Contém também as três proteínas do sangue conhecidas por actuarem como moléculas de adesão celular para a osteocondução e como uma matriz para a migração do osso, do tecido conjuntivo e do epitélio. Estas moléculas são a fibrina, a fibronectina e a vitronectina. Ao utilizar o PRP, espera-se que o defeito cicatrize mais rapidamente e que ocorra a formação de novo osso. Tem sido utilizado clinicamente como gel isolado, gel misturado com enxerto de osso esponjoso autógeno ou com substitutos ósseos.

Entre os substitutos ósseos disponíveis para utilização clínica, a hidroxiapatite (HA) é um material de interesse devido ao facto de ser um substituto de enxerto ósseo não reabsorvível sem as deficiências dos enxertos ósseos ou de outros materiais aloplásticos. Trata-se de um material estável, não tóxico, inerte e económico. A forma porosa do material aumenta a sua osteocondução. Infelizmente, os blocos de hidroxiapatite são frágeis e propensos a fraturar quando são moldados ou pressionados no local, pelo que a forma granular é mais frequentemente utilizada.

Radiologicamente, diz-se que o processo de cicatrização de um defeito ósseo está completo ao fim de doze meses, pelo que é necessário muito tempo para a avaliação real da cicatrização óssea. O início da formação óssea é marcado pelo aumento da densidade da região. Por conseguinte, este parâmetro é útil na deteção da consolidação óssea.

Este estudo foi planeado para avaliar o potencial osteogénico e o resultado clínico do PRP com/sem HA em defeitos ósseos alveolares. Os resultados imediatos e a curto prazo foram avaliados clinicamente, enquanto a regeneração óssea foi observada radiograficamente durante um período de 4-6 meses de pós-operatório.

CAPÍTULO 2

OBJECTIVOS E METAS

O objetivo do estudo foi comparar os efeitos do PRP com ou sem HA na cicatrização de defeitos ósseos alveolares versus a cicatrização sem intervenção (cicatrização natural de defeitos ósseos comparáveis) em termos clínicos e radiográficos.

Além disso, esforçámo-nos por:

1. Avaliar o papel do PRP na modificação da resposta fisiológica ao enxerto de defeitos ósseos alveolares na região maxilofacial.
2. Avaliar o potencial do PRP na melhoria da cicatrização de tais defeitos ósseos na região maxilofacial.
3. Avaliar as complicações relacionadas com o procedimento de enxerto e a cicatrização natural do osso em defeitos ósseos comparáveis.

1. Sugerir um melhor material de indução óssea em termos de eficácia e de custo-eficácia.

CAPÍTULO 3

REVISÃO DA LITERATURA

A proliferação anormal de células e o seu controlo são problemas primordiais numa série de doenças, incluindo a neoplasia e a aterosclerose. Em muitos casos, a base para esta proliferação celular, seja ela normal ou anormal, reside provavelmente na resposta das células a um grupo de hormonas polipeptídicas, ou factores de crescimento, que podem atuar isoladamente ou em conjunto para estimular a proliferação de determinadas populações de células. Cada fator de crescimento parece ter células e tecidos-alvo específicos. A descoberta de um dos factores mais ubíquos, o fator de crescimento derivado das plaquetas (PDGF), ocorreu em 1974 (Ref.) quando se observou que o material libertado pelas plaquetas era a principal fonte de mitogénios presentes no soro do sangue total e era responsável pelo crescimento de muitas células em cultura que são dependentes do soro.

Russell Ross (1986) descreveu a biologia do PDGF e afirmou que a proliferação celular e o movimento celular direcionado são acontecimentos fundamentais em vários processos normais, incluindo a embriogénese e o desenvolvimento, as respostas a lesões, como a reparação de feridas, e nos tecidos que se mantêm a si próprios através da renovação contínua ou intermitente das células, como os epitélios que revestem todas as superfícies e cavidades do corpo e as células do sistema hematopoiético.

Glenn F. Pierce et al., (1989) afirmaram que o PDGF e o Fator de Crescimento Transformador-0 (TG-0) aumentam as actividades de reparação dos tecidos através de mecanismos únicos. O PDGF e o TG-0 potenciam significativamente a reparação de tecidos *in vivo.* Nas suas experiências, foram testadas as respostas *in vitro* e *in vivo* ao PDGF e ao TGF-0 para identificar os mecanismos através dos quais estes factores de crescimento podem aumentar a resposta de cicatrização de feridas. Os homodímeros da cadeia B do PDGF humano recombinante (PDGF-BB) e o TGF-01 apresentaram curvas de resposta à dose em ensaios quimiotácticos com monócitos e fibroblastos idênticas às das proteínas naturais das plaquetas. As aplicações únicas de PDGF-BB (2 pg, 80 pmol) e de TGF-01 (20 pg, 600 pmol) foram em seguida aplicadas a incisões lineares em ratos e cada uma delas aumentou a força necessária para romper as feridas aos 5 dias até 212% das feridas de controlo emparelhadas. A análise histológica das feridas tratadas demonstrou uma resposta quimiotáctica *in vivo* de macrófagos e fibroblastos tanto ao PDGF-BB como ao TGF-pi, mas a resposta ao TGF-01 foi significativamente menor do que a observada com o PDGFBB. Foram observados aumentos acentuados de procolagénio tipo I por coloração imuno-histoquímica nos fibroblastos das feridas tratadas durante a primeira semana. O aumento da resistência à rotura do TGF-01 não foi observado 2 a 3 semanas após a cicatrização da ferida. No entanto, a influência do PDGF-BB na resistência à rutura da ferida persistiu durante 7th

semanas.
Mehmet C. Oz et al., (1992) sugeriram um meio simples e económico de criar cola de fibrina autóloga a partir de plasma rico em plaquetas recolhido intra-operatoriamente, que evitava as potenciais desvantagens do material obtido convencionalmente.
Pairot Tayapongsak et al., (1994) utilizaram adesivo de fibrina autólogo na reconstrução mandibular com osso esponjoso particulado e medula óssea. Descreveram que a deslocação das partículas de enxerto ósseo durante a sua colocação, o fecho do retalho cervical e a inserção do berço mandibular liofilizado que aloja o enxerto na fossa glenoide é um problema comummente encontrado durante a reconstrução mandibular principal com osso esponjoso particulado autógeno e medula óssea. O adesivo de fibrina autólogo provou ser uma solução, como demonstrado numa série de 33 casos. Para além das propriedades adesivas e hemostáticas, ajudou o processo de remodelação a iniciar-se cerca de 50% mais cedo, fornecendo o substrato para a migração de células mesenquimatosas, acelerando a revascularização e a migração de fibroblastos, estimulando o crescimento de fibroblastos e osteoblastos e retardando a multiplicação de microrganismos. A incorporação óssea e a remodelação foram detectadas radiograficamente na quarta semana pós-operatória em comparação com a oitava semana nos enxertos ósseos sem adesivo de fibrina autólogo.
Dean H. Whitman e Ronald L. Berry (1997) propuseram que o gel de plaquetas é uma alternativa autóloga à cola de fibrina para aplicações em cirurgia oral e maxilofacial. A preparação e utilização do gel de plaquetas, uma formulação autóloga da cola de fibrina, foram descritas. As características únicas deste selante biológico são o facto de ser derivado de sangue autólogo recolhido no período pré-operatório imediato pelo anestesista. Contém uma elevada concentração de plaquetas e pode ser utilizado em doentes que não são candidatos a uma dádiva de sangue. O gel de plaquetas tem sido utilizado com sucesso na área da cirurgia oral e maxilofacial reconstrutiva em conjunto com a cirurgia ablativa da região maxilofacial, reconstrução mandibular, reparação cirúrgica de fendas alveolares e fístulas orais-antrais/orais-nasais associadas e procedimentos adjuvantes relacionados com a colocação de implantes osseointegrados.
Brain Farrell et al., (1998) sugeriram que os defeitos da mandíbula são reconstruídos através da utilização de enxertos de osso autógeno, com uma morbilidade pós-operatória significativa. Factores de crescimento, como o fator de crescimento derivado de plaquetas (PDGF) combinado com o fator de crescimento semelhante à insulina (IGF), demonstraram promover a formação óssea no complexo craniofacial. O uso de plasma rico em plaquetas (PRP) presumivelmente resulta na libertação de níveis aumentados de PDGF e TGF-0 in situ. A hipótese testada neste estudo foi que o PRP aumenta a cicatrização óssea em defeitos mandibulares.
Robert E. Marx et al. (1998) sugeriram que o PRP é uma fonte autóloga de PDGF e

TG-0 que é obtida através do sequestro e concentração de plaquetas por centrifugação de densidade gradiente. Esta técnica produziu uma concentração de plaquetas humanas de 338% e identificou PDGF e TG-0 nas mesmas. A avaliação dos enxertos de medula celular esponjosa por anticorpos monoclonais demonstrou que as células eram capazes de responder aos factores de crescimento através de receptores de membrana celular. As quantidades adicionais destes factores de crescimento obtidas através da adição de PRP aos enxertos evidenciaram uma taxa de maturação radiográfica 1,62 a 2,16 vezes superior à dos enxertos sem PRP. Também se verificou, por histomorfometria, uma maior densidade óssea nos enxertos em que se adicionou plasma rico em plaquetas do que nos enxertos em que não se adicionou plasma rico em plaquetas (p=0,005).
Tara L. Aghaloo et al., (1998) afirmaram que o aumento da utilização do PRP ofereceu um novo e potencialmente útil complemento aos materiais de enxerto e xenoenxerto na cirurgia de reconstrução óssea oral e maxilofacial. Isto levou muitos a acreditar que um corpo estabelecido de literatura apoia a sua utilização.
Eduardo Anitua (1999), no seu estudo, reiterou que as plaquetas são uma fonte rica em PDGF e TGF. Foi apresentado um método rápido e conveniente para a obtenção de Plasma Rico em Factores de Crescimento (PRGF) autólogo em pacientes ambulatórios. A utilização de PRGF proporcionou condições para a obtenção de uma regeneração óssea mais rápida e eficaz. Este gel de PRGF (que é uma massa coagulada) era fácil de manipular, mas tinha de ser aplicado sem demora para preservar a atividade do fator de crescimento. Estes resultados sugerem que o reforço da concentração do fator de crescimento através da aplicação de PRGF na ferida melhorou a reparação dos tecidos moles e a regeneração óssea. Os resultados estavam de acordo com vários estudos experimentais pré-clínicos em animais que demonstravam um elevado grau de consistência no efeito de regeneração óssea do PDGF. Recentemente, o PDGF-BB recombinante e o IGF-1 foram testados em doentes com doença periodontal, tendo-se verificado uma melhoria significativa no crescimento ósseo e no preenchimento de defeitos periodontais. A utilização desta técnica não introduz qualquer risco para o doente, pois o sangue é utilizado num período de tempo muito curto após a extração (30 minutos) e não é misturado com qualquer outro componente de origem animal ou humana.
No entanto, **John P. Schmitz (2000)** referiu que a investigação básica não apoia fortemente a capacidade do PRP para promover a cicatrização. Schmitz esclareceu algumas das questões básicas relacionadas com o PRP, na esperança de que isso proporcionasse aos cirurgiões mais conhecimentos e uma visão mais clara da sua **utilização.Regina Landesberg et al., (2000)** compararam dois métodos de preparação do gel de plasma rico em plaquetas (PRP) e os níveis de PDGF e TGF-0 em cada preparação. O gel de plasma rico em plaquetas foi preparado por centrifugação e coagulado utilizando o agente gelificante (Natrex Technologies Inc, Greenville, NC)

ou pela adição de trombina e cloreto de cálcio. Os níveis do fator de crescimento derivado das plaquetas (PDGF) e do fator de crescimento transformador beta TGF-0, gerados pela formação do coágulo, foram avaliados por ensaio imunoenzimático (ELISA). Ambos os métodos de preparação produziram PRP em gel em menos de 30 minutos. No entanto, a preparação não necessitou de trombina para obter uma formação de gel adequada. Os níveis de PDGF e TGF-0 foram semelhantes, independentemente do método utilizado para iniciar a formação do coágulo. A utilização da preparação em gel é equivalente à utilização de cloreto de cálcio e trombina, sem a necessidade de equipamento especial e sem o risco de coagulopatia.

Hallman et al., (2001) demonstraram que a combinação de hidroxiapatite com osso autógeno e cola de fibrina homóloga numa proporção de 80% : 20% era favorável para o aumento do seio maxilar antes da colocação do implante endósseo. A taxa de sucesso das estruturas implantadas foi de 90% um ano após a carga, comprovando assim a propriedade osseocondutora da hidroxiapatite

H. Schliephake (2002) analisou o papel dos factores de crescimento ósseo na reconstrução do esqueleto maxilofacial. O objetivo desta revisão foi caraterizar a natureza biológica e de desenvolvimento dos factores de crescimento considerados, o seu nível molecular de atividade e o seu potencial osteogénico na reparação e reconstrução do osso craniofacial. Foram seleccionadas 231 referências para avaliação pelo conteúdo dos resumos.

As suas conclusões podem ser resumidas da seguinte forma: Todos os factores de crescimento são considerados como tendo um papel fundamental no crescimento e desenvolvimento. Na regeneração esquelética pós-natal, o PDGF desempenha um papel importante na indução da proliferação de células mesenquimatosas indiferenciadas. É um mediador importante para a cicatrização e remodelação óssea durante o trauma e a infeção. Pode aumentar a regeneração óssea em conjunto com outros factores de crescimento, mas é improvável que, por si só, tenha propriedades totalmente osteogénicas. Os IGF têm um papel importante no crescimento geral e na manutenção do esqueleto do corpo. O efeito da aplicação local de IGFs isoladamente em defeitos esqueléticos craniofaciais ainda não demonstrou um potencial claro para o aumento da regeneração óssea nas dosagens relatadas. A combinação de IGF-I com PDGF tem sido eficaz na promoção da regeneração óssea em defeitos dento-alveolares à volta de implantes ou após perda óssea periodontal. O TGF-P isolado na reconstrução esquelética parece estar associado a resultados incertos. A presença de células comprometidas é necessária para o aumento da formação óssea pelo TGF-0. Este tem um efeito bifásico, que suprime a proliferação e a diferenciação osteoblástica em concentrações elevadas. As BMPs, BMP2, BMP4 e RMP7 em particular, parecem ser os factores de crescimento mais eficazes em termos de osteogénese e reparação de defeitos ósseos. A eficácia das BMPs para a reparação de defeitos depende fortemente do tipo de portador e tem sido sujeita a factores desconhecidos em ensaios clínicos de viabilidade que resultam em resultados ambíguos. A atual falta de dados clínicos pode prolongar o período até que as BMP sejam introduzidas na aplicação clínica de rotina. No que diz respeito ao PRP, concluiu que, embora se suponha que aumenta a proliferação de células mesenquimatosas indiferenciadas e melhora a angiogénese, existem ainda poucas provas científicas sobre os benefícios do PRP na cirurgia reconstrutiva esquelética e pré-protética, sendo improvável que a cicatrização do osso peri-implantar ou a regeneração do osso local em material aloplástico através da aplicação de PRP seja significativamente melhorada.

M. Robiony et al., (2002) avaliaram um novo método de restauração de mandíbulas atróficas graves utilizando plasma rico em plaquetas (PRP) durante a osteogénese de distração. Dois homens e três mulheres com atrofia grave de uma mandíbula completamente edêntula foram tratados com um novo procedimento de distração. Durante a cirurgia, uma mistura de enxerto ósseo autólogo, colhido da crista ilíaca, e um concentrado de plaquetas autólogo, obtido a partir de plasma rico em plaquetas, preencheu o espaço de distração. Esta mistura constituiu um gel de osso autólogo e plaquetas que foi utilizado para criar um suporte ósseo útil para a regeneração por distração. O estudo mostra que a combinação destes métodos regenerativos recentes e inovadores parece ser eficaz na restauração da mandíbula atrófica severa.

Robert B. Roach e Nathan E. Carlson (2002) sugeriram que o campo da medicina transfusional, tal como se aplica à cicatrização de feridas e à formação de um gel de plaquetas autógeno, continua a ser um campo científico jovem no qual ainda estão por fazer muitas descobertas. Os mecanismos exactos de ação dos vários intervenientes nos componentes da cicatrização de feridas ainda não são totalmente compreendidos. As proporções ideais dos componentes das preparações de PRP ainda estão a ser investigadas e é necessária mais investigação clínica com resultados a longo prazo.

Su-Gwan Kim et al., (2002) avaliaram o efeito do gesso dentinário particulado de Paris com e sem plasma rico em plaquetas (PRP) na cicatrização óssea e na formação de novo osso à volta de implantes dentários de titânio num modelo canino. Secções histológicas e análises histomorfométricas dos defeitos foram obtidas às 6 e 12 semanas após a cirurgia. Foram preparados cirurgicamente três defeitos ósseos circulares em locais da crista ilíaca em cada um de 10 animais. Um total de 30 implantes dentários Avana foram colocados nos animais. Eram implantes auto-roscantes, do tipo parafuso, com 10 mm de comprimento e 4 mm de diâmetro, todos feitos de titânio comercialmente puro. Foi colocado um implante de titânio no centro de cada defeito. Em cada cão, os defeitos foram tratados com uma das seguintes três modalidades de tratamento: (1) sem tratamento (controlo); (2) enxerto com dentina particulada de gesso de Paris; (3) enxerto com dentina particulada de gesso de Paris e PRP. A análise histológica mostrou que todos os defeitos ósseos em redor dos implantes que foram tratados com gesso dentinário particulado de Paris, com e sem PRP, foram preenchidos com osso novo. Os defeitos que não foram tratados (controlo) demonstraram formação de osso novo apenas na porção inferior dos implantes. Os resultados histomorfométricos revelaram uma maior percentagem de contacto ósseo com o gesso dentinário particulado de Paris e o PRP, em comparação com o controlo e o gesso dentinário particulado de Paris. Estes resultados sugerem que os defeitos ósseos à volta dos implantes de titânio podem ser tratados com sucesso com gesso de dentina particulado de Paris, e que o resultado pode ser melhorado se também for utilizado PRP.

Novamente **Su-Gwan Kim et al., (2002)** avaliaram a eficácia do pó de osso desmineralizado (DBP) isolado ou combinado numa mistura com plasma rico em plaquetas (PRP) utilizado para melhorar a osseointegração de implantes dentários num modelo de cão. A integração dos tecidos foi avaliada utilizando métodos histomorfométricos padrão às 6 e 12 semanas após a cirurgia. Foi inserido um total de 30 implantes dentários Avana nos animais. Eram implantes de parafuso auto-roscantes, com 10 mm de comprimento e 4 mm de diâmetro, feitos de titânio comercialmente puro. Um implante de titânio foi então colocado centralmente em cada defeito. Em cada cão, os defeitos foram tratados com uma das três modalidades de tratamento seguintes: 1) sem tratamento (controlo); 2) enxerto com DBP ou 3) enxerto com DBP e PRP. A análise histológica mostrou que todos os defeitos ósseos em redor dos implantes que foram tratados com DBP, com e sem PRP, foram preenchidos com osso novo. Os defeitos que não foram tratados (controlo) mostraram a formação de osso novo apenas na porção inferior dos implantes. Os resultados histomorfométricos revelaram uma maior percentagem de contacto ósseo com DBP e PRP em comparação com o controlo e DBP. Estes resultados sugerem que os defeitos ósseos à volta dos implantes de titânio podem ser tratados com sucesso com DBP e que o PRP pode melhorar a formação óssea.

Tara L. Aghaloo et al., (2002) avaliaram o efeito do plasma rico em plaquetas (PRP) na cicatrização óssea. Quinze coelhos foram incluídos neste estudo piloto prospetivo, aleatório e cego. Foram criados quatro defeitos ósseos cranianos iguais com 8 mm de diâmetro, que foram imediatamente enxertados com osso autógeno, PRP apenas, osso autógeno e PRP, e nenhum tratamento como controlo. Os defeitos foram avaliados por radiografia de subtração digital com calibração step-wedge, histologia e análise histomorfométrica realizada ao fim de 1, 2 e 4 meses. Os resultados mostraram um aumento significativo da área óssea histomorfométrica e da densidade óssea radiográfica tanto nas amostras de osso como nas de osso e PRP, em comparação com o controlo e o PRP apenas. Não foi observada qualquer diferença significativa na formação óssea entre os defeitos tratados apenas com PRP e os locais de controlo. Não foi observada qualquer melhoria significativa, radiográfica ou histomorfometricamente, com a adição de PRP na formação óssea em defeitos de tamanho não crítico no modelo craniano de coelho. No entanto, osso e osso e PRP mostraram uma tendência histomorfométrica para o aumento da formação óssea ao fim de 1, 2 e 4 meses.

Antonio Della Valle et al., (2003) avaliaram a eficácia de um protocolo que utiliza plasma rico em plaquetas (PRP) para prevenir a hemorragia após a extração dentária em pacientes tratados com terapia oral anticoagulante. Este estudo mostra que para a cirurgia oral em pacientes cirúrgicos cardíacos sob terapia anticoagulante oral pode ser facilitada com o gel de PRP. A sua utilização é um procedimento avançado e seguro. Esta melhoria biológica e terapêutica pode simplificar a gestão sistémica e ajudar a evitar complicações hemorrágicas e/ou tromboembólicas.

Arlene Rodriguez et al (2003) investigaram a aplicabilidade clínica da utilização de osso bovino desproteinado misturado com plasma rico em plaquetas autólogo (PRP) em aumentos do seio maxilar humano em processos alveolares posteriores do maxilar severamente reabsorvidos com inserção simultânea de implantes dentários endósseos. Com base na sua experiência clínica, concluíram que a utilização de plasma rico em plaquetas em combinação com osso bovino desproteinado é eficaz para o aumento do seio maxilar com inserção simultânea de implantes dentários endósseos em maxilares posteriores gravemente reabsorvidos. Atualmente, recomenda-se pelo menos 6 meses e, em alguns casos, 12 meses de consolidação após o aumento dos seios maxilares. Com base na experiência de outros autores com PRP e enxertos ósseos autógenos e xenogénicos, colocaram a hipótese de que o PRP conduziria a uma revascularização melhorada e possivelmente a uma consolidação mais rápida de um enxerto ósseo xenogénico, permitindo a colocação simultânea mais precoce de implantes endósseos.

Andres R. Sanchez et al., (2003) analisaram a literatura e afirmaram que eram necessários estudos longitudinais para determinar se a adição de PRP aos substitutos ósseos permitiria uma colocação e carga mais precoce dos implantes e aumentaria a previsibilidade dos procedimentos regenerativos. De acordo com os autores, existe uma falta de evidência científica para apoiar a utilização atual do PRP em combinação com enxertos ósseos durante os procedimentos de aumento.

L. Rasubala (2003) estudou os efeitos do fator de crescimento derivado de plaquetas-B (PDGF-B) e da proteína morfogenética óssea-2 (BMP-2) durante a cicatrização de fracturas fechadas da mandíbula em ratos, através de métodos imuno-histoquímicos. Foram criadas fracturas fechadas unilaterais nas mandíbulas de trinta ratos com 12 semanas de idade. A BMP-2 foi expressa durante todas as fases da consolidação, mas o PDGF-B foi expresso principalmente nas fases iniciais e intermédias, e não na fase final do processo de consolidação. Concluíram que o PDGF-B estava associado à proliferação e migração das células mesenquimatosas primitivas. A BMP-2 estava relacionada com a diferenciação das células mesenquimatosas em osteoblastos e condroblastos. Tanto o PDGF-B como a BMP-2 têm efeitos reguladores distintos na consolidação de fracturas.

B JI. Choi et al., (2004) realizaram um estudo para avaliar o efeito do plasma plaquetário (PRP) na regeneração óssea num enxerto de osso autógeno num modelo canino. Os dentes pré-molares inferiores foram previamente extraídos bilateralmente, e as cristas foram deixadas a cicatrizar durante 3 meses. Após este período, foi efectuada uma ressecção de continuidade em ambos os lados da mandíbula. Um defeito (o grupo PRP) foi reconstruído com o osso particulado original misturado com PRP. Como controlo, o defeito contralateral (grupo sem PRP) foi reconstruído apenas com o osso particulado original. As biópsias efectuadas após 6 semanas mostraram níveis mais baixos de formação óssea no grupo PRP do que no grupo sem PRP, e a microscopia de fluorescência revelou um atraso na remodelação dos enxertos carregados com PRP. Estes resultados sugerem que a adição de PRP não parece aumentar a formação de osso novo em enxertos de osso autógeno.

B.H. Choi et al., (2004) efectuaram um estudo para examinar a influência das concentrações de PRP na viabilidade e proliferação de células ósseas alveolares in vitro. Após um período de cultura de 7 dias, a viabilidade e a proliferação celular foram avaliadas através da contagem do número de células e de um ensaio MTT. Os resultados mostraram que a viabilidade e a proliferação das células do osso alveolar foram suprimidas por concentrações elevadas de PRP, mas foram estimuladas por concentrações baixas de PRP (1-5%). Estes resultados in vitro apoiam a ideia de que as variações nas concentrações de PRP podem influenciar a formação óssea nos enxertos ósseos tratados com PRP.

Candan Efeoglu et al., (2004) efectuaram um estudo experimental para preparar plasma autógeno rico em plaquetas (PRP) de baixo custo para utilização em procedimentos de enxertos ósseos menores. Este foi o estudo preliminar de um estudo experimental relativo ao aumento de defeitos ósseos com uma mistura de PRP e fosfato tricálcico. Foi colhido sangue venoso das veias marginais da orelha de coelhos brancos da Nova Zelândia em tubos de vacutainer com EDTA (K3). As amostras de sangue foram divididas em 2 grupos e o PRP foi preparado através de 2 métodos, um dos quais é uma variante do outro. Foram efectuadas contagens sanguíneas completas das amostras de sangue venoso, PRP e plasma pobre em plaquetas (PPP). Foi demonstrado experimentalmente que é possível preparar PRP com elevadas contagens de plaquetas utilizando este método modificado sem necessidade de sistemas de auto-transfusão dispendiosos.

Earl G. et al., (2004) sugeriram que quando o PRP é adicionado a materiais de enxerto ósseo particulado, o PRP actua como um adesivo biológico para manter as partículas unidas, tornando a manipulação do material de enxerto muito mais fácil.

J.P.M. Fennis (2004) efectuou um estudo histológico e histomorfométrico sobre a utilização de scaffolds autógenos, enxertos ósseos cortico-esponjosos particulados e plasma rico em plaquetas em cabras para reconstrução mandibular. A avaliação histológica e histomorfométrica revelou que a utilização de PRP melhorou consideravelmente a cicatrização óssea. Este efeito foi estatisticamente significativo e particularmente visível nos grupos de 6 e 12 semanas.

M. A. W. Merkx, et al (2004) realizaram mandibulectomias parciais para tumores malignos e reconstruíram secundariamente o defeito com placas de titânio pré-moldadas de 2,3 mm, enxertos ósseos autógenos cortico-cancelosos particulados e PRP em oito pacientes. A cicatrização decorreu sem intercorrências em todos os casos e, quando os implantes necessários para a prótese foram colocados após cerca de 6 meses, foram efectuadas biópsias. A histologia mostrou remodelação óssea em seis casos, enquanto num caso, após 6 meses, o osso foi amplamente substituído por tecido fibroso abundante. Neste caso, os implantes foram perdidos ao fim de 9 meses. Num caso, desenvolveu-se um novo carcinoma após 6 meses, com subsequente morte do doente. Assim, em seis doentes, foram obtidos resultados adequados, tanto a nível funcional como estético, dadas as más condições dos tecidos circundantes. Este método permite uma reconstrução tridimensional com altura e volume ósseo suficientes para facilitar o tratamento protético.

P. (2004) efectuaram um estudo in vitro sobre a influência do plasma rico em plaquetas (PRP) na diferenciação osteogénica de células estromais da medula óssea de ratos. Foi utilizado um sistema de cultura de células tridimensional para comparar o PRP e a rhBMP-2 in vitro. O PRP mostrou uma estimulação dependente da dose da proliferação celular, reduzindo simultaneamente a atividade do fosfato alcalino e a deposição de cálcio na cultura. A BMP-2 conduziu a uma resposta celular oposta e induziu a maior atividade de fosfato alcalino e deposição de minerais. Estes dados sugerem que o PRP inibiu a diferenciação osteogénica dos pré-osteoblastos derivados da medula óssea de uma forma dependente da dose. O PRP não é um substituto da BMP-2 na indução osteogénica.

Robert E. Marx (2004) reiterou que o plasma rico em plaquetas (PRP) não é apenas uma concentração de plaquetas, mas é também uma concentração dos factores de crescimento proteico fundamentais que são seletivamente segregados pelas plaquetas para iniciar a cicatrização de todas as feridas. Estes factores de crescimento incluem os 3 isómeros do fator de crescimento derivado das plaquetas (PDGFaa, PDGF0P e PDGFaP), 2 dos numerosos factores de crescimento transformador - P (TGFpi e TGFP2), o fator de crescimento endotelial vascular e o fator de crescimento epitelial. Está documentado que todos estes factores de crescimento existem nas plaquetas. Uma vez que estas plaquetas concentradas estão suspensas num pequeno volume de plasma, o PRP é mais do que um mero concentrado de plaquetas, contendo também as 3 proteínas do sangue conhecidas por actuarem como moléculas de adesão celular para a osteocondução e como matriz para a migração do osso, do tecido conjuntivo e do epitélio. Estas moléculas de adesão celular são a própria fibrina, a fibronectina e a vitronectina. O desenvolvimento do PRP através da centrifugação foi bastante simplificado, de modo a poder ser utilizado tanto no consultório como no bloco operatório. No entanto, o processo de centrifugação tem de ser estéril e testado com precisão para separar as plaquetas dos glóbulos vermelhos e sequestrá-las em concentrações elevadas sem as plaquetas ou danificá-las de modo a que deixem de poder segregar ativamente os seus factores de crescimento. Por conseguinte, nem todos os dispositivos de PRP atualmente comercializados são iguais; alguns não concentram plaquetas activas viáveis em número suficiente para produzir uma melhoria da cicatrização. Este facto conduziu e explica a maioria das críticas relativas à eficácia do PRP. Além disso, tem havido alguns esforços de investigação para estudar o PRP em modelos animais que têm um volume de sangue demasiado pequeno para produzir PRP; por conseguinte, estes estudos utilizaram sangue de dadores. Este é, obviamente, homólogo e não autólogo, pelo que não é um verdadeiro PRP. A utilização de plaquetas de sangue de dador animal provoca uma reação imunitária evidente e conduz a resultados falso-negativos que podem ser falsamente atribuídos ao PRP.

B.H. Choi (2005) efectuou um estudo in vitro sobre o efeito da concentração de plasma rico em plaquetas (PRP) na viabilidade e proliferação de células ósseas alveolares. Os resultados mostraram que a viabilidade e a proliferação das células do osso alveolar foram suprimidas por concentrações elevadas de PRP, mas foram estimuladas por concentrações baixas de PRP (1-5%). Estes resultados in vitro apoiam a ideia de que as variações nas concentrações de PRP podem influenciar a formação óssea nos enxertos ósseos tratados com PRP.

Gilberto Sammartino, et al (2005) realizaram um estudo para utilizar o plasma rico em plaquetas como um material que contém muitos factores de crescimento autólogos que podem ser utilizados na reparação e prevenção de complicações periodontais na raiz distal do segundo molar adjacente ao terceiro molar extraído. Mostraram que o PRP é eficaz na indução e aceleração da regeneração óssea para o tratamento de defeitos periodontais na raiz distal do segundo molar inferior após a extração cirúrgica de um terceiro molar inferior mesioangular e profundamente impactado.

G. R. J. Swennen, et al (2005) realizaram um estudo para investigar o efeito do plasma rico em plaquetas (PRP) na osteogénese de distração craniana. Foram criados defeitos padronizados de tamanho crítico da calvária (6 cm x 5 cm) em 16 ovelhas adultas. Foi realizada osteogénese de distração de transporte craniano bifocal com enxertos de osso autógeno livre da calvária (2 cm x 4 cm). Este estudo demonstrou que o PRP apenas teve efeito na regeneração óssea se a distração ativa fosse iniciada imediatamente após a aplicação do PRP no espaço de distração.

J.P.M. Fennis (2005) realizou um estudo experimental sobre a reconstrução da mandíbula com uma estrutura cortical autógena irradiada, enxerto ósseo autógeno corticocanceloso e plasma rico em plaquetas autógeno. Para acelerar a cicatrização óssea, o plasma rico em plaquetas (PRP) foi misturado com o enxerto ósseo particulado. A hipótese deste estudo era que a cicatrização óssea na reconstrução segmentar da mandíbula de cabra através de um suporte cortical irradiado, preenchido com um enxerto de osso esponjoso particulado misturado com PRP, seria tão bem sucedida como quando se utiliza um suporte não irradiado. Os resultados radiológicos e histológicos foram menos favoráveis no que diz respeito à remodelação óssea do que os resultados obtidos em experiências semelhantes com estruturas de osso cortical não irradiadas.

Kevin J Butterfield et al., (2005) avaliaram o efeito do plasma rico em plaquetas (PRP) na remodelação de enxertos ósseos autógenos durante o aumento do seio maxilar num modelo de coelho e concluíram que o PRP não teve um efeito estatisticamente significativo na cicatrização de enxertos ósseos no aumento do seio maxilar, quando comparado com a utilização de critérios histológicos estáticos, dinâmicos e de tomografia computorizada quantitativa periférica padrão (pQCT).

Regina Landesberg et al., (2005) propuseram um método alternativo de preparação do plasma rico em plaquetas (PRP). Especificamente, compararam a utilização do péptido-6 agonista do recetor da trombina (TRAP) e da trombina bovina como agente de coagulação na preparação do PRP. O PRP foi preparado por centrifugação e coagulado com trombina ou TRAP. Os tempos de coagulação in vitro foram monitorizados em função da concentração de TRAP, e a retração do coágulo foi determinada medindo o diâmetro do coágulo ao longo do tempo. A utilização de TRAP para ativar a formação de coágulos na preparação de PRP pode ser uma alternativa segura à trombina bovina. O resultado é um excelente tempo de trabalho e uma retração do coágulo significativamente menor do que os métodos de produção de PRP atualmente disponíveis.

Rick C. Tsay, et al (2005) avaliaram a sequência temporal e a libertação do fator de crescimento do plasma rico em plaquetas (PRP) combinado com diferentes substitutos ósseos (BS), para identificar um substrato ótimo para a retenção prolongada do fator de crescimento, o peptídeo agonista do recetor da trombina-6 (TRAP). O TRAP-BS pode revelar-se mais eficaz do que a trombina na manutenção dos níveis de fator de crescimento críticos para a cascata de eventos que conduzem à formação óssea

Takahiro Kanno et al., (2005) avaliaram os efeitos biológicos do PRP na proliferação e diferenciação de duas linhas de células humanas semelhantes a osteoblastos. A análise da reação em cadeia da polimerase com transcrição inversa semiquantitativa mostrou que o PRP aumentou os níveis de mRNA do pró-colagénio tipo I, osteopontina, osteoprotegerina e fator de ligação ao núcleo alfa 1 (cbfal). Estes resultados sugerem que o PRP tem um efeito favorável nas células semelhantes a osteoblastos humanos e actua tanto para melhorar a regeneração óssea como como ativador na cicatrização de feridas

J. J. Mendonca-Caridad, P. Juiz-Lopez, J. P. Rubio-Rodriguez (2006) sugeriram um método alternativo de tratamento com plasma rico em plaquetas PRP e osso de banco humano ou aparas corticais autógenas para obliteração e reparação craniofacial e concluíram que o PRP associado a um aloenxerto ou a aparas de osso cortical parece ser um tratamento seguro e simples, com a vantagem de não necessitar de cirurgia e morbilidade no local do dador.

David Gerard, et al (2006) descreveram, tanto radiograficamente como com análise histomorfométrica, o efeito que o plasma rico em plaquetas (PRP) tem nos enxertos ósseos autólogos imediatos num modelo de cão. A análise das radiografias digitalizadas indicou que, ao fim de 1 e 2 meses, os enxertos sem PRP eram significativamente mais densos do que os enxertos com PRP e, ao fim de 3 e 6 meses, não havia diferenças significativas. A análise histomorfométrica mostrou que, ao 1 e 2 meses, havia significativamente menos osso enxertado e mais osso novo nos enxertos com PRP do que nos enxertos sem PRP. Aos 3 e 6 meses, não houve diferença na quantidade de osso enxertado ou osso novo entre os enxertos com PRP e sem PRP. A histologia do cão de controlo mostrou uma cicatrização óssea incompleta aos 6 meses, sugerindo que se tratava de um defeito de tamanho crítico. A taxa de aposição óssea para todos os tempos nos locais de enxerto com PRP e sem PRP não sofreu alterações significativas. O PRP pareceu melhorar a cicatrização precoce do enxerto autólogo. No entanto, após 2 meses, este efeito deixou de ser significativo. A melhoria da cicatrização precoce ocorreu através do aumento da quantidade de osso enxertado não viável que foi removido e do aumento da quantidade de osso novo que foi formado. O PRP não alterou a taxa de formação de osso novo e não se registou qualquer aumento da densidade trabecular nestes enxertos.

CAPÍTULO 4

MATERIAIS E MÉTODOS

O estudo foi efectuado em 30 doentes que se deslocaram, por rotina, ao Departamento de Cirurgia Oral e Maxilofacial do Subharati Dental College, Meerut. Todos estes doentes deviam ser submetidos a enucleação cirúrgica de lesões quísticas ou a extração de dentes mandibulares impactados bilateralmente. Os pacientes foram divididos aleatoriamente em dois grupos, independentemente da casta, idade e sexo, sendo cada grupo constituído por 15 pacientes.

Os critérios de seleção dos doentes a incluir no estudo foram

1. Foram seleccionados para o estudo doentes com boa saúde física e sem doenças gerais.
2. Foram incluídos pacientes que apresentavam defeitos ósseos pré-existentes causados por cavidades quísticas com 0,5-3,5 cm de diâmetro, ou que estavam a ser submetidos a extração cirúrgica de molares ou caninos mandibulares impactados.
3. Os doentes com doenças malignas ou infecções agudas foram excluídos do estudo.

Todos os doentes foram informados sobre o objetivo do estudo e o efeito do PRP e da hidroxiapatite em defeitos ósseos e foi obtido o consentimento informado dos doentes.

AVALIAÇÃO PRÉ-OPERATÓRIA

DOR

A dor de base, se existente, foi avaliada no pré-operatório, registando a intensidade da dor com uma escala visual analógica (EVA) (Fig.). Foi utilizada uma escala de 0-10 para avaliar a intensidade da dor: 0 significa ausência de dor e 10 é a dor máxima possível. Foi pedido ao doente que assinalasse o local da linha que melhor descreve a sua dor no pré-operatório (Tabela).

MEDIDAS FACIAIS-.

As medidas faciais pré-operatórias foram efectuadas através da marcação de 5 pontos na face, ou seja, sínfise, mastoide, ângulo da mandíbula, canto lateral do olho e asa do nariz (Fig.).

As medições antero-posteriores foram efectuadas a partir do ponto da sínfise até ao ponto mastoide. As medições superio-inferiores foram efectuadas por dois métodos, ou seja, um unindo o ponto do ângulo da mandíbula ao canto lateral do olho e outro unindo os pontos do ângulo da mandíbula à asa do nariz. As medições foram efectuadas com um material de sutura de seda preta e registadas em centímetros.

RAIOS X:

Radiografias pré-operatórias: Foram tiradas radiografias pré-operatórias: IOPA/ Vista oclusal/ OPG/ Vista PNS mostrando a extensão dos defeitos ósseos. Foram efectuadas vistas únicas ou múltiplas para cada doente, a fim de delinear a lesão.

EXAME DE SANGUE DE ROTINA".

Todos os doentes foram submetidos a um hemograma de rotina no pré-operatório. As análises incluíram a percentagem de hemoglobina, o tempo de hemorragia e de coagulação, a contagem total de leucócitos, a contagem diferencial de leucócitos e a glicemia aleatória.

PROCEDIMENTO:

No grupo de controlo, os defeitos ósseos alveolares criados por extração ou pré-existentes foram deixados a cicatrizar sem intervenção. A pontuação da dor, o inchaço facial e a avaliação radiográfica foram efectuados na fase pós-operatória imediata, 1st semana e 1st mês e 3rd mês de intervalo.

No grupo de estudo, após a remoção da lesão/dente, o defeito ósseo foi preenchido com uma mistura de plasma rico em plaquetas (PRP) e hidroxiapatite (HA) e foi efectuado um encerramento primário meticuloso. A pontuação da dor, o inchaço facial e a avaliação radiográfica foram efectuados na fase pós-operatória imediata, 1st semana e 1st mês e 3rd mês de intervalo.

PREPARAÇÃO DO PRP

Com a ajuda de um conjunto de veias do couro cabeludo, foram retirados 15 a 20 ml de sangue venoso autógeno. O sangue foi colhido num Vacutainer com Citrato de Sódio, que actua como agente anti-coagulante, numa proporção de 1.000 ml/ml de sangue.

A PRP foi preparada através de uma técnica de centrifugação em duas fases. A primeira centrifugação foi efectuada a uma velocidade de 5600 rpm durante 20 minutos. À medida que o sangue era centrifugado, separava-se em três componentes básicos em função da densidade. O terço superior era composto por plasma pobre em plaquetas (PPP), seguido do plasma rico em plaquetas (por vezes designado por *buffy coat)* e os glóbulos vermelhos mais densos (RBC) formavam o terço inferior. Com a ajuda de uma pipeta, o PPP e a camada leuco-plaquetária são cuidadosamente retirados e colocados num segundo tubo de ensaio, que é então recentrifugado à velocidade de 2400 rpm durante 15 minutos.

O gel de PRP foi formado iniciando o processo de coagulação com cloreto de cálcio a 10% (1 pl/ml), que foi medido com a ajuda de uma micropipeta. Este substitui o cálcio perdido devido à adição de Citrato de Sódio. O tubo de ensaio foi então colocado num banho de água a uma temperatura de 37° C durante 20 minutos para completar a formação do gel.

Foram adicionados cristais de hidroxiapatite (G- Bone graft) com um tamanho de 0,4 a 0,9 mm ao gel de PRP para formar uma mistura gelatinosa que foi utilizada para preencher o defeito ósseo.

De 20 ml, foram geralmente extraídos cerca de 6 g de PRP suficientes para um defeito ósseo de 1 x 3 cm.

AVALIAÇÃO PÓS-OPERATÓRIA:

A dor persistente no pós-operatório foi avaliada através da EVA e o inchaço persistente no pós-operatório foi avaliado através de medições faciais. Estes dois critérios foram utilizados para avaliar a presença ou ausência de infeção. Para além disso, a presença ou ausência de supuração também foi registada em visitas subsequentes. Foi também anotado um registo da rejeição do enxerto e da deiscência da ferida no grupo de estudo. Foram efectuadas radiografias sequenciais para avaliar a taxa e a qualidade da formação óssea, bem como a cicatrização óssea após o preenchimento do defeito com PRP e hidroxiapatite.

As radiografias do grupo de estudo foram comparadas com as do grupo de controlo para avaliar a taxa e a densidade da formação de osso novo com a ajuda da vista lOPA/Occlusal/ OPG/PNS. Para além destas radiografias, em alguns casos, também foi efectuada uma radiografia de rádio para avaliar a formação óssea após 6 meses de cirurgia.

CAPÍTULO 5

RESULTADOS

O presente estudo teve como objetivo avaliar a eficácia do plasma rico em plaquetas, juntamente com a hidroxiapatite utilizada em defeitos ósseos resultantes de cavidades císticas, extração cirúrgica de molares, caninos, etc.

Participaram no estudo 30 doentes com defeitos ósseos que variavam entre 0,5 e 3,5 cm no departamento de cirurgia oral e maxilofacial.

Os doentes foram divididos aleatoriamente em dois grupos, sendo cada grupo constituído por 15 doentes

No grupo de estudo dos doentes que apresentavam um defeito ósseo, foi utilizado PRP + HA no grupo de controlo, em que o defeito ósseo se manteve sem intervenção

A avaliação da dor, do inchaço, da infeção e da radiografia foi efectuada no pré-operatório, no pós-operatório imediato, 1 semana emst , 1 mês emst , 3 meses emrd e 6 meses emth . Adicionalmente, o local de aceitação/rejeição do enxerto (PRP + HA) foi avaliado relativamente à deiscência de tecido, extrusão do enxerto e descarga de pus do local

A tabela n.º 1 não mostra qualquer diferença significativa na dor na avaliação pós-operatória imediata no grupo de controlo e no grupo de estudo, ou seja, P = 0,670; (P> =,05)

Da mesma forma, não houve diferença significativa na dor em 1st semana no grupo de controlo e no grupo de estudo, ou seja, P = 0,392 (P> = 0,05)

A tabela mostra uma diferença significativa na redução da dor após 1st mês de pós-operatório em comparação com o grupo de controlo, ou seja, P = 0,042 (P<0,05)

Não houve diferença significativa na dor no grupo de controlo e no grupo de estudo após 3rd meses, ou seja, P = 0,065 e em 6th meses, ou seja, P = 0,317

A tabela n.º 2 não mostra qualquer diferença significativa no inchaço no pós-operatório imediato no grupo de controlo e no grupo de estudo, ou seja, P = 1,0 (P>0,05)

Tabela No. 3 Mostra uma diferença significativa no grupo de controlo e estudo 1st semana pós-operatória, ou seja, P = 0,016 (P <0,05)

A tabela n.º 4 não mostra qualquer diferença significativa entre o grupo de controlo e o grupo de estudo 1st mês pós-operatório, ou seja, P =1,0 (P> 0,05)

A Tabela n.º 5 não mostra qualquer diferença significativa entre o grupo de controlo e o grupo de estudo 3rd mês pós-operatório, ou seja, P = 1,0

A Tabela n.º 6 não mostra qualquer diferença significativa entre o grupo de controlo e o grupo de estudo 6th mês pós-operatório, ou seja, P = 1,0

A tabela n.º 7 mostra que não existe uma diferença significativa entre o grupo de controlo e o grupo de estudo no que diz respeito à infeção na avaliação pós-operatória imediata, ou seja, P=.224 (P>.05)

A tabela n.º 8 mostra que existe uma diferença significativa entre o grupo de estudo e o grupo de controlo no que diz respeito à infeção na 1st semana pós-operatória, ou seja, P= 0,003 (P<0,05), o que mostra que houve menos infeção no grupo de estudo em comparação com o grupo de controlo

A Tabela n.º 9 mostra que não existe uma diferença significativa entre o grupo de controlo e o grupo de estudo no que diz respeito à infeção em 1st mês de avaliação, ou seja, P= 0,08

A Tabela n.º 10 mostra que não existe uma diferença significativa entre o grupo de controlo e o grupo de estudo no que diz respeito à infeção aos 3rd meses de avaliação, ou seja, P = 1,0

A Tabela n.º 11 mostra que não existe uma diferença significativa entre o grupo de controlo e o grupo de estudo no que respeita à infeção aos 6th meses de avaliação, ou seja, P = 1,0

A Tabela nº 12 mostra que não houve rejeição do enxerto no grupo de estudo no pós-operatório imediato, ou seja, 100% de aceitação

A Tabela N.º 13 mostra que não houve rejeição do enxerto no grupo de estudo na 1st semana pós-operatória, ou seja, 100% de aceitação

A Tabela n.º 14 mostra que houve rejeição do enxerto num dos casos do grupo de estudo devido a deiscência de tecido após 1st mês de pós-operatório, ou seja, 93,3% de aceitação

A Tabela No 15 mostra que não houve rejeição do enxerto no grupo de estudo aos 3rd meses de pós-operatório, ou seja, 100% de aceitação

A Tabela No 16 mostra que não houve rejeição do enxerto no grupo de estudo aos 6th meses de pós-operatório, ou seja, 100% de aceitação

A Tabela 17 não mostra qualquer diferença significativa na avaliação radiológica no grupo de estudo e no grupo de controlo após o pós-operatório imediato, ou seja, P = 1,0 (P>0,05)

A Tabela n.º 18 não mostra qualquer diferença significativa na avaliação radiológica no grupo de estudo e no grupo de controlo após 1st semana de pós-operatório, ou seja, P = 1,0 (P> 0,05)

A Tabela No 19 mostra uma diferença altamente significativa na avaliação radiológica no grupo de estudo e controlo após 1st mês pós-operatório, ou seja, P <0,001 (P <0,05)

A tabela n.º 20 mostra uma diferença altamente significativa na avaliação radiológica no grupo de estudo e no grupo de controlo após 3rd meses de pós-operatório, ou seja, P<0,001(P<0,05)

A Tabela n.º 21 não mostra qualquer diferença significativa na avaliação radiológica no grupo de estudo e no grupo de controlo após 6th meses de pós-operatório, ou seja, P = 1,0

QUADROS

GROUP		Pain Vas Pre Operative	Pain Vas Immediate Post Operative	Pain Vas 1st Week	Pain Vas 1st Month	Pain Vas 3rd Months	Pain Vas 4th Months
GROUP A(Cases-with PRP)	N	15	15	15	15	15	15
	Minimum	0	2	1	0	0	0
	Maximum	7	8	5	2	2	1
	Range	7	6	4	2	2	1
	Mean	4.13	4.47	2.53	.47	.13	.07
	Std. Deviation	1.922	1.807	1.356	.743	.516	.258
	Median	4.00	4.00	2.00	.00	.00	.00
	Std. Error of Mean	.496	.467	.350	.192	.133	.067
GROUP B(Control - without PRP)	N	15	15	15	15	15	15
	Minimum	2	2	1	0	0	0
	Maximum	6	6	5	4	1	0
	Range	4	4	4	4	1	0
	Mean	4.20	4.07	2.87	1.40	.13	.00
	Std. Deviation	1.146	1.280	1.125	1.404	.352	.000
	Median	4.00	4.00	3.00	1.00	.00	.00

	Std. Error of Mean	.296	.330	.291	.363	.091	.000
Total	N	30	30	30	30	30	30
	Minimum	0	2	1	0	0	0
	Maximum	7	8	5	4	2	1
	Range	7	6	4	4	2	1
	Mean	4.17	4.27	2.70	.93	.13	.03
	Std. Deviation	1.555	1.552	1.236	1.202	.434	.183
	Median	4.00	4.00	2.50	.50	.00	.00
	Std. Error of Mean	.284	.283	.226	.219	.079	.033

GROUP		Swelling Pre Operative	Swelling Immediate Post Operative	Swelling 1st Week	Swelling 1st Month	Swelling 3rd Month	Swelling 4th Month
GROUP A(Cases-with PRP)	N	15	15	15	15	15	15
	Minimum	0	1	0	0	0	0
	Maximum	3	2	2	1	0	0
	Range	3	1	2	1	0	0
	Mean	1.27	1.33	.60	.13	.00	.00
	Std. Deviation	.704	.488	.632	.352	.000	.000

	Median	1.00	1.00	1.00	.00	.00	.00
	Std. Error of Mean	.182	.126	.163	.091	.000	.000
GROUP B(Control - without PRP)	N	15	15	15	15	15	15
	Minimum	1	1	1	0	0	0
	Maximum	2	2	2	1	0	0
	Range	1	1	1	1	0	0
	Mean	1.13	1.33	1.07	.13	.00	.00
		.352	.488	.258	.352	.000	.000
	Std. Deviation						
	Median	1.00	1.00	1.00	.00	.00	.00
	Std. Error of Mean	.091	.126	.067	.091	.000	.000
Total	N	30	30	30	30	30	30
	Minimum	0	1	0	0	0	0
	Maximum	3	2	2	1	0	0
	Range	3	1	2	1	0	0
	Mean	1.20	1.33	.83	.13	.00	.00
	Std. Deviation	.551	.479	.531	.346	.000	.000
	Median	1.00	1.00	1.00	.00	.00	.00
	Std. Error of Mean	.101	.088	.097	.063	.000	.000

Resumos de casos

GROUP		Infection Pre Opertaive	Infection Immediate Post Operative	Infection 1st Week	Infection 1st Month	Infection 3rd Month	Infection 4th Month
GROUP A(Cases-with PRP)	N	15	15	15	15	15	15
	Minimum	0	0	0	0	0	0
	Maximum	1	1	1	1	0	0
	Range	1	1	1	1	0	0
	Mean	.73	.80	.20	.07	.00	.00
	Std. Deviation	.458	.414	.414	.258	.000	.000
	Median	1.00	1.00	.00	.00	.00	.00
	Std. Error of Mean	.118	.107	.107	.067	.000	.000
GROUP B(Control - without PRP)	N	15	15	15	15	15	15
	Minimum	1	1	0	0	0	0
	Maximum	1	1	1	1	0	0
	Range	0	0	1	1	0	0
		1.00	1.00	.80	.40	.00	.00
	Mean						
	Std. Deviation	.000	.000	.414	.507	.000	.000

	Median	1.00	1.00	1.00	.00	.00	.00
	Std. Error of Mean	.000	.000	.107	.131	.000	.000
Total	N	30	30	30	30	30	30
	Minimum	0	0	0	0	0	0
	Maximum	1	1	1	1	0	0
	Range	1	1	1	1	0	0
	Mean	.87	.90	.50	.23	.00	.00
	Std. Deviation	.346	.305	.509	.430	.000	.000
	Median	1.00	1.00	.50	.00	.00	.00
	Std. Error of Mean	.063	.056	.093	.079	.000	.000

Resumos de casos

GROUP		Graft Rejection Immediate Post Operative	Graft Rejection 1st Week	Graft Rejection 1st Month	Graft Rejection 3rd Month	Graft Rejection 4th Month
GROUP A(Cases-with PRP)	N	15	15	15	15	15
	Minimum	0	0	0	0	0
	Maximum	0	0	1	0	0
	Range	0	0	1	0	0
	Mean	.00	.00	.07	.00	.00

	Std. Deviation	.000	.000	.258	.000	.000
	Median	.00	.00	.00	.00	.00
	Std. Error of Mean	.000	.000	.067	.000	.000
GROUP B(Control - without PRP)	N	14	14	14	14	14
	Minimum	0	0	0	0	0
	Maximum	0	0	0	0	0
	Range	0	0	0	0	0
	Mean	.00	.00	.00	.00	.00
	Std. Deviation	.000	.000	.000	.000	.000
	Median	.00	.00	.00	.00	.00
	Std. Error of Mean	.000	.000	.000	.000	.000
Total	N	29	29	29	29	29
	Minimum	0	0	0	0	0
	Maximum	0	0	1	0	0
	Range	0	0	1	0	0
	Mean	.00	.00	.03	.00	.00
	Std. Deviation	.000	.000	.186	.000	.000
	Median	.00	.00	.00	.00	.00
	Std. Error of Mean	.000	.000	.034	.000	.000

Resumos de casos

GROUP		Radiographic Evaluation Immediate Post Operative	Radiographic Evaluation 1st Week	Radiographic Evaluation on 1st Month	Radiographic Evaluation on 3rd Month	Radiographic Evaluation on 4th Month
GROUP A(Cases-with PRP)	N	15	15	15	15	15
	Minimum	0	0	0	1	1
	Maximum	0	0	1	1	1
	Range	0	0	1	0	0
	Mean	.00	.00	.67	1.00	1.00
	Std. Deviation	.000	.000	.488	.000	.000
	Median	.00	.00	1.00	1.00	1.00
	Std. Error of Mean	.000	.000	.126	.000	.000
GROUP B(Control - without PRP)	N	14	14	14	14	14
	Minimum	0	0	0	0	0
		0	0	0	1	1
	Maximum					
	Range	0	0	0	1	1
	Mean	.00	.00	.00	.21	.71
	Std. Deviation	.000	.000	.000	.426	.469

	Median	.00	.00	.00	.00	1.00
	Std. Error of Mean	.000	.000	.000	.114	.125
Total	N	29	29	29	29	29
	Minimum	0	0	0	0	0
	Maximum	0	0	1	1	1
	Range	0	0	1	1	1
	Mean	.00	.00	.34	.62	.86
	Std. Deviation	.000	.000	.484	.494	.351
	Median	.00	.00	.00	1.00	1.00
	Std. Error of Mean	.000	.000	.090	.092	.065

Testes NPar
Teste de Mann-Whitney

Estatísticas de teste(b)

	Pain Vas Pre Operative	Pain Vas Immediat e Post Operative	Pain Vas 1st Week	Pain Vas 1st Month	Pain Vas 3rd Months	Pain Vas 4th Months
Mann-Whitney U	110.000	102.500	92.500	67.000	106.000	105.000
Wilcoxon W	230.000	222.500	212.50 0	187.00 0	226.000	225.000
Z	-.106	-.426	-.855	-2.037	-.518	-1.000
Asymp. Sig. (2-tailed)	.916	.670	.392	.042	.605	.317
Exact Sig. [2*(1-tailed Sig.)]	.935(a)	.683(a)	.412(a)	.061(a)	.806(a)	.775(a)

a Não corrigido para os empates.
b Variável de agrupamento: GRUPO

Testes NPar
Teste de Mann-Whitney

Estatísticas de teste(b)

	Swelling Pre Operative	Swelling Immediat e Post Operative	Swellin g 1st Week	Swellin g 1st Month	Swellin g 3rd Month	Swellin g 4th Month
Mann-Whitney U	103.000	112.500	63.500	112.500	112.500	112.500
Wilcoxon W	223.000	232.500	183.500	232.500	232.500	232.500
Z	-.534	.000	-2.531	.000	.000	.000
Asymp. Sig. (2-tailed)	.594	1.000	.011	1.000	1.000	1.000
Exact Sig. [2*(1-tailed Sig.)]	.713(a)	1.000(a)	.041(a)	1.000(a)	1.000(a)	1.000(a)

a Não corrigido para os empates.
b Variável de agrupamento: GRUPO

Testes NPar
Teste de Mann-Whitney

Estatísticas de teste(b)

	Infection Pre Opertaive	Infection Immediat e Post Operative	Infectio n 1st Week	Infectio n 1st Month	Infectio n 3rd Month	Infectio n 4th Month
Mann-Whitney U	82.500	90.000	45.000	75.000	112.500	112.500
Wilcoxon W	202.500	210.000	165.000	195.000	232.500	232.500
Z	-2.112	-1.795	-3.231	-2.122	.000	.000
Asymp. Sig. (2-tailed)	.035	.073	.001	.034	1.000	1.000
Exact Sig. [2*(1-tailed Sig.)]	.217(a)	.367(a)	.004(a)	.126(a)	1.000(a)	1.000(a)

a Não corrigido para os empates.
b Variável de agrupamento: GRUPO

Testes NPar

Teste de Mann-Whitney

Classificações

	GROUP	N	Mean Rank	Sum of Ranks
Graft Rejection Immediate Post Operative	GROUP A(Cases- with PRP)	15	15.00	225.00
	GROUP B(Control - without PRP)	14	15.00	210.00
	Total	29		
Graft Rejection 1st Week	GROUP A(Cases- with PRP)	15	15.00	225.00
	GROUP B(Control - without PRP)	14	15.00	210.00
	Total	29		
Graft Rejection 1st Month	GROUP A(Cases- with PRP)	15	15.47	232.00
	GROUP B(Control - without PRP)	14	14.50	203.00
	Total	29		
Graft Rejection 3rd Month	GROUP A(Cases- with PRP)	15	15.00	225.00
	GROUP B(Control - without PRP)	14	15.00	210.00

		N	Mean Rank	Sum of Ranks
	Total	29		
Graft Rejection 4th Month	GROUP A(Cases- with PRP)	15	15.00	225.00
	GROUP B(Control - without PRP)	14	15.00	210.00
	Total	29		

Estatísticas de teste(b)

	Graft Rejection Immediate Post Operative	Graft Rejection 1st Week	Graft Rejection 1st Month	Graft Rejection 3rd Month	Graft Rejection 4th Month
Mann-Whitney U	105.000	105.000	98.000	105.000	105.000
Wilcoxon W	210.000	210.000	203.000	210.000	210.000
Z	.000	.000	-.966	.000	.000
Asymp. Sig. (2-tailed)	1.000	1.000	.334	1.000	1.000
Exact Sig. [2*(1-tailed Sig.)]	1.000(a)	1.000(a)	.780(a)	1.000(a)	1.000(a)

a Não corrigido para os empates.

b Variável de agrupamento: GRUPO

Testes NPar

Teste de Mann-Whitney

Classificações

	GROUP	N	Mean Rank	Sum of Ranks
Radiographic Evaluation Immediate Post Operative	GROUP A(Cases- with PRP)	15	15.00	225.00

	GROUP B(Control - without PRP)	14	15.00	210.00
	Total	29		
Radiographic Evaluation 1st Week	GROUP A(Cases- with PRP)	15	15.00	225.00
	GROUP B(Control - without PRP)	14	15.00	210.00
	Total	29		
Radiographic Evaluation 1st Month	GROUP A(Cases- with PRP)	15	19.67	295.00
	GROUP B(Control - without PRP)	14	10.00	140.00
	Total	29		
Radiographic Evaluation 3rd Month	GROUP A(Cases- with PRP)	15	20.50	307.50
	GROUP B(Control - without PRP)	14	9.11	127.50
	Total	29		
Radiographic Evaluation 4th Month	GROUP A(Cases- with PRP)	15	17.00	255.00
	GROUP B(Control - without PRP)	14	12.86	180.00
	Total	29		

Estatísticas de teste(b)

	Radiographic Evaluation Immediate Post Operative	Radiographic Evaluation 1st Week	Radiographic Evaluation 1st Month	Radiographic Evaluation 3rd Month	Radiographic Evaluation 4th Month
Mann-Whitney U	105.000	105.000	35.000	22.500	75.000
Wilcoxon W	210.000	210.000	140.000	127.500	180.000
Z	.000	.000	-3.709	-4.282	-2.191
Asymp. Sig. (2-tailed)	1.000	1.000	.000	.000	.028
Exact Sig. [2*(1-tailed Sig.)]	1.000(a)	1.000(a)	.002(a)	.000(a)	.201(a)

a Não corrigido para os empates.

b Variável de agrupamento: GRUPO

CAPÍTULO 6

DISCUSSÃO

Com a expansão do âmbito da cirurgia oral e maxilofacial, a necessidade de um fator de cicatrização, melhoramento e modulação de feridas tem sido essencial para a reconstrução bem sucedida de vários defeitos ósseos e de tecidos moles formados em consequência de patologias quísticas, tumores, cirurgias ablativas, deformidades dento-faciais, procedimentos exodônticos, cirurgias pré-protésicas ou fissuras. A exploração da capacidade regenerativa do osso deu origem a um espetro diversificado de modalidades para corrigir estes defeitos.

O desenvolvimento de um material de enxerto ósseo para substituir o osso continua a ser um desafio formidável na medicina dentária moderna. A procura de um substituto ósseo ideal tem sido ativamente procurada há mais de 20 anos. Foram utilizados vários enxertos ósseos, autógenos ou aloplásticos, para substituir o osso perdido.

Ao longo da década de 1980, o ponto central do conhecimento sobre a cicatrização de feridas foi o papel da oxigenação dos tecidos.

De facto, o papel da oxigenação dos tecidos, que aumenta a capacidade fagocítica e bactericida das células imunitárias do hospedeiro e apoia o colagénio, bem como outros eventos de síntese de proteínas, continua a ser uma necessidade fundamental que o cirurgião deve apoiar.

Hoje em dia, no entanto, os pontos focais de uma base de conhecimentos em expansão são a identificação e a compreensão dos meios de utilização de factores de crescimento para melhorar a cicatrização de feridas. A transição entre estas duas eras foi a descoberta de que o oxigénio, em geral, e os gradientes de oxigénio, em particular, obtinham os seus efeitos através da estimulação por macrófagos de vários factores angiogénicos e outros factores de crescimento que apoiam a cicatrização de feridas e resistem à infeção.

A compreensão atual da cicatrização óssea é que é semelhante à cicatrização de outros tecidos do corpo, em que ocorre um processo de regeneração e reparação. No entanto, no osso pode predominar a regeneração ou a reparação.

A perda de osso, que pode ser devida a traumatismos, patologias ou extração cirúrgica, pode dar origem a grandes defeitos ósseos, que podem, por vezes, infetar. Simultaneamente, verifica-se também uma perda extensa de células e tecidos. O processo de cicatrização começa com a hemorragia inicial e a formação de coágulos; segue-se uma resposta inflamatória aguda que ocorre em 24 horas com o aparecimento de polimorfos.

As alterações epiteliais sob a forma de proliferação e migração para o espaço incisional, sob a forma de esporões epiteliais, fazem com que a ferida fique coberta por uma fina camada de epitélio em 48 horas. Ao terceiro dia, os fibroblastos invadem a ferida e

começam a formar-se novas fibrilhas de colagénio.
Na quarta semana, predominam os elementos celulares e vasculares e inicia-se o crescimento do tecido de granulação. A formação óssea inicial surge a partir dos osteoblastos endósteos que revestem as superfícies ósseas esponjosas; estes iniciam a formação de osteoide diretamente na superfície óssea esponjosa, enquanto os factores de crescimento (PDGF, TGF-P) orientam as células estaminais para a mitose e guiam a diferenciação da linhagem dos osteoblastos.
As várias desvantagens da cicatrização natural do osso são o aumento das probabilidades de infeção, o curso da cicatrização natural demora muito tempo, o que leva a limitações funcionais devido à fraca resistência do osso residual e à falta de osso maduro. A presença de espaço morto nos tecidos também predispõe a um aumento da incidência de infeção.
Para acelerar a cicatrização de defeitos ósseos, são utilizados vários enxertos autógenos ou aloplásticos.
Um enxerto de medula celular esponjosa, quer se trate de um defeito de continuidade mandibular, de uma cirurgia de aumento do seio maxilar ou de um implante dentário, é colocado num espaço morto preenchido com sangue coagulado.
O espaço morto é hipóxico (PO2: 5 a 10 mm Hg), acidótico (pH 4 a 6) e contém plaquetas, leucócitos, glóbulos vermelhos e fibrina numa rede complexa em torno dos osteócitos transferidos, osteoblastos endosteais e células estaminais da medula. As células estaminais da medula óssea do enxerto, que são as células primárias de regeneração óssea, existem normalmente em número muito reduzido (cerca de 1 por cada 2,50,000 células estruturais).
Fora do nível de fecho periosteal do cirurgião, o tecido é normóxico (PO2: 45 a 55 mm Hg) a um pH fisiológico (pH 7,42) e contém uma população de células estruturais, células estaminais com capacidade de cicatrização (também em número muito reduzido) e capilares cortados com coágulos e células endoteliais expostas. Este ambiente complexo, simplificado neste modelo, é o produto de milhões de anos de evolução. Ele inicia, mantém e promove a maturação da reparação óssea relacionada com a lesão.
Estimulação da atividade celular
O início da regeneração óssea começa com a libertação de PDGF, TGF-01 e IGF a partir da desgranulação das plaquetas no enxerto. O PDGF estimula a mitogénese das células estaminais da medula óssea transferidas para o enxerto, aumentando o seu número em várias ordens de grandeza. Também inicia uma angiogénese de brotamento capilar no enxerto, induzindo a mitose das células endoteliais.
O TGF-0 ativa inicialmente os fibroblastos e os pré-osteoblastos para iniciarem a mitose e aumentarem o seu número, bem como para promoverem a sua diferenciação em osteoblastos maduros funcionais. A secreção contínua de TGF-0 influencia os

osteoblastos a depositarem a matriz óssea e os fibroblastos a depositarem a matriz de colagénio para apoiar o crescimento capilar.

O IGF actua sobre os osteoblastos endosteais que revestem as trabéculas do osso esponjoso enxertado.

Estas actividades começam imediatamente após o encerramento da ferida. Ao terceiro dia, é possível observar a penetração de capilares no enxerto. A permeação capilar completa do enxerto é visível entre 14 e 17 dias. Esta atividade celular inicial é o resultado direto do PDGF, do TGF-0 e do IGF, principalmente, bem como de alguns outros factores de crescimento. O objetivo evolutivo desta sequência de acontecimentos é simplesmente a eficiência energética.

A maioria das células do corpo são células estruturais ou funcionais diferenciadas. Seria ineficiente em termos energéticos e prejudicial para a sobrevivência manter uma grande população de células para cicatrização sem qualquer outro objetivo. Em vez disso, a evolução dos mamíferos procedeu de forma a manter apenas um número muito reduzido de células estaminais capazes de curar. O organismo humano depende de factores de crescimento para aumentar rapidamente o número destas células e promover a sua atividade durante um período de reparação e cicatrização. O tempo de vida de uma plaqueta numa ferida e a influência direta dos seus factores de crescimento é inferior a 5 dias.

O prolongamento da atividade de cicatrização e regeneração óssea é conseguido através de dois mecanismos. O primeiro é o aumento e a ativação das células estaminais da medula óssea em osteoblastos, que depois segregam TGF-0 e IGF na matriz osteoide. O segundo e mais dominante mecanismo parece ser através da quimiotaxia e ativação de macrófagos, que substituem as plaquetas como fonte primária de factores de crescimento após o terceiro dia. O macrófago é atraído para o enxerto por acções de PDGF e por qualquer gradiente de oxigénio (entre o espaço morto do enxerto e o tecido normóxico adjacente) superior a 20 mm Hg.

De facto, a hipoxia inerente ao enxerto (5 a 10 nun Hg) estabelece o oxigénio 30 a 40 mm Hg adjacente aos tecidos normais que têm uma PO2 de 45 a 55 mm Hg.

Maturação do osso regenerado

A maturação efectiva do enxerto de um osso trançado desorganizado para um osso lamelar maduro com sistemas haversianos envolve IGF e proteína morfogenética óssea. À medida que a matriz óssea é formada e depois mineralizada pelos osteoblastos, o IGF e a BMP são depositados na matriz óssea.

Estas proteínas insolúveis em ácido são depois libertadas pela reabsorção osteoclástica da remodelação óssea normal, que progride a uma taxa de 0,7% por dia no osso normal, mas pode ocorrer tão rapidamente como 5% a 8% por dia num enxerto ósseo em maturação. A BMP e o IGF libertados ligam a reabsorção óssea à formação de osso novo, actuando sobre as células estaminais adjacentes e os pré-osteoblastos para induzir a sua proliferação e diferenciação em osteoblastos funcionais, que segregam ativamente a matriz óssea. Assim, o ciclo do enxerto progride de um transplante celular, que é colocado num ambiente bioquímico complexo, para um osso funcional maduro, que se mantém através do ciclo normal de remodelação por reabsorção.

Nos últimos anos, graças à nossa compreensão do papel dos factores de crescimento, tal como descrito acima, a regeneração óssea está a ser acelerada e melhorada pelos cirurgiões através de enxertos ósseos reforçados com adições de factores de crescimento, como o Plasma Rico em Plaquetas (PRP). O PRP é uma fonte autóloga do fator de crescimento derivado das plaquetas (PDGF) e do fator de crescimento transformador (TGF), obtido através do sequestro e da concentração de plaquetas por centrifugação de densidade gradiente (Robert E. Marx 1998). O coágulo natural contém 95% de hemácias, 4% de plaquetas e 1% de leucócitos, enquanto o coágulo de PRP contém 95% de plaquetas, 4% de hemácias e 1% de leucócitos, e esta concentração de PRP enriquece o coágulo natural para iniciar um processo de cicatrização mais rápido e completo. Foi introduzido pela primeira vez na comunidade de cirurgia oral por Whitman et al. em 1997 (Ref.).

Estes autores descobriram que, através da ativação das plaquetas no gel e da consequente libertação de factores de crescimento, ocorre uma melhor cicatrização das feridas. O PRP teve um grande aumento de popularidade na comunidade de cirurgia oral e maxilofacial após a publicação de um artigo de referência por Marx et al em 1998. O estudo de Marx et al demonstrou que a combinação de PRP com osso autógeno em defeitos de continuidade mandibular resultava numa maturação radiográfica significativamente mais rápida e numa regeneração óssea histomorfometricamente mais densa.

A teoria subjacente à utilização do PRP é convincente. Atualmente, sabe-se que as plaquetas têm muitas funções para além da simples hemostase. As plaquetas contêm factores de crescimento importantes que, quando segregados, são responsáveis por aumentar a mitose celular, aumentar a produção de colagénio, recrutar outras células para o local da lesão, iniciar o crescimento vascular e induzir a diferenciação celular. Todos estes são passos cruciais na cicatrização precoce de feridas. Utilizando o conceito de que se algumas são boas, então muitas podem ser melhores; aumentar a concentração de plaquetas numa ferida pode promover uma cicatrização mais rápida e melhor. No entanto, a literatura é contraditória quando se estuda a aplicação prática do PRP. Alguns autores acreditam que o PRP melhora significativamente a cicatrização óssea, enquanto outros não referem qualquer benefício da utilização do PRP.

Constituintes fundamentais do PRP e o seu papel:

Fator de crescimento derivado de plaquetas

Primeiro fator de crescimento a iniciar quase toda a cicatrização de feridas; uma glicoproteína de 30 kd e existe em 3 formas PDGFaa, PDGFbb e PDGFab. Uma vez ativo, liga-se ao recetor transmembranar na célula alvo (extra-membrana) e provoca a ativação da área intracitoplasmática, o que provoca a ativação do osso fosfato de alta energia.

A isto chama-se ativação da quinase, que ativa uma proteína sinalizadora ligada à projeção citoplasmática do recetor transmembranar. Esta proteína sinalizadora é clivada, flutua para o núcleo e desencadeia a expressão de vários genes

As principais funções do PDGF são: estimulação da replicação celular (mitogénese), aumento da população celular de células de cicatrização, células estaminais e células osteoprogenitoras que fazem parte do composto celular do tecido conjuntivo e da cicatrização óssea, ativação de macrófagos que provocam o desbridamento do local da ferida e fonte de factores de crescimento de segunda fase para uma reparação e regeneração óssea contínuas, mitose das células endoteliais: provocam a formação de novos capilares na ferida (angiogénese).

TGFB (Fator de crescimento transformador- 0)

É uma super família de factores de crescimento e diferenciação que inclui cerca de 47 factores de crescimento, incluindo as 13 proteínas morfogénicas ósseas (BMP)

O TGFB1 e o TGFB2, que se encontram nas plaquetas, estão mais envolvidos na formação da matriz (matriz da cartilagem e do osso, matriz da lâmina basal vascular) e também se encontram nos grânulos alfa das plaquetas; e são extrudidos em resposta a lesões tecidulares ou cirurgia.

O TGFB ativa: fibroblastos, células endoteliais, osteoprogenitoras, condroprogenitoras e células estaminais mesenquimais. As várias funções desempenhadas por estas células activadas pelo TGFB são Os fibroblastos sofrem divisão celular e formam colagénio, as células endoteliais formam novos capilares, as células osteoprogenitoras e condroprogenitoras diferenciam-se e produzem matriz óssea e cartilaginosa, respetivamente. As células mesenquimatosas sofrem mitose e aumentam a população de células de cicatrização de feridas.

Fator de crescimento semelhante à insulina -1

O fator de crescimento semelhante à insulina-I (IGF-I) e o fator de crescimento semelhante à insulina-II (IGF-II) são geralmente considerados como factores de crescimento segregados pelos osteoblastos durante a formação óssea para aumentar o número de osteoblastos e, assim, acelerar a deposição óssea. Os factores de crescimento semelhantes à insulina também são depositados na matriz óssea quando esta é reabsorvida.

Os IGFs são libertados para associar a formação de novo osso à reabsorção óssea. Espera-se que a presença de IGF nas plaquetas actue sobre os precursores dos osteoblastos (ou seja, as células já comprometidas com uma linhagem de osteoblastos, mas que ainda não produzem osteoide) e sobre os osteoblastos endosteais, que são as células que produzem a fase 1 inicial do osso nos enxertos ósseos

Mecanismo de ação da prp

Degranulation of ά- granules in platelets

↓

Active secretion of growth factors

↓

Growth factors bind to the external surface of cell membranes of cells in the graft, flap or wound via transmembrane receptors

↓

Transmembrane receptors induce an activation of an endogenous internal signal protein

↓

Expression of a normal gene sequence

Cell proliferation
Matrix formation
Osteoid production
Collagen synthesis

Existem várias indicações para a utilização de PRP na cirurgia oral e maxilofacial. Defeitos de continuidade, alvéolos de extração cirúrgica, aumento e enxerto de elevação do seio maxilar, aumento do rebordo horizontal e vertical, defeitos periodontais/periimplantares, fenda alveolar e osteogénese de distração são algumas das situações para a utilização do PRP.

O PRP também melhora a cicatrização da pele da mucosa dos tecidos moles, enxertos de tecido conjuntivo, enxertos palatinos, enxertos gengivais, enxertos de mucosa juntamente com aloderme, para cobertura de raízes, locais dadores e receptores de enxertos de pele, enxertos de gordura dérmica, lifting facial e blefaroplastia e cirurgia de resurfacing a laser.

O PRP tem sido utilizado isoladamente como um gel ou combinado com enxertos ósseos autógenos ou materiais aloplásticos para melhorar a cicatrização de defeitos ósseos. A incidência da dor, o inchaço, a taxa de infeção e a rapidez da formação óssea foram estudados por vários autores.

PRP SÓ

Gilberto Sammartino et al demonstraram que o PRP é eficaz na indução e aceleração da regeneração óssea de defeitos ósseos após a extração cirúrgica de terceiros molares impactados. Mancuso et al relataram uma taxa mais baixa de osteíte alveolar, menos dor e uma cicatrização óssea radiográfica mais densa quando o PRP foi colocado nas cavidades de extração dos terceiros molares. No entanto, pelo contrário, alguns estudos também não encontraram uma melhor formação óssea quando tratados apenas com PRP (Ref.).

Utilizámos o PRP isoladamente em dois casos (fibroma ossificante central, canino impactado mandibular) e observámos que a cicatrização dos tecidos moles foi excelente, sem qualquer comprometimento ou deiscência da ferida. A regeneração óssea foi rápida e observou-se uma maturação radiográfica precoce do defeito ósseo num curto espaço de tempo de um mês (Fig.). Os nossos resultados são semelhantes aos relatos de que se verifica uma melhoria da epitelização e da densidade óssea quando o PRP sozinho é colocado em alvéolos de extração.

PLASMA RICO EM PLAQUETAS COM ENXERTO ÓSSEO AUTÓGENO

M.A.W. Merkx realizou um estudo em 8 pacientes que foram submetidos a mandibulectomias parciais por tumores malignos e foram reconstruídos com placas de titânio e enxerto ósseo autógeno particulado corticocancelo e PRP. Concluíram que ocorre formação óssea adequada com resultado funcional. Whitman et al. concluíram que o uso de enxertos de osso esponjoso particulado para reconstruir defeitos de continuidade da mandíbula com PRP ajuda na consolidação inicial do enxerto. Nenhum dos nossos casos recebeu esta combinação, embora os relatórios publicados apoiem a utilização de PRP com osso esponjoso autógeno como uma opção de enxerto viável.

PLASMA RICO EM PLAQUETAS COM MATRIZ ÓSSEA ORGÂNICA

Shanaman et al efectuaram um aumento do rebordo alveolar em 3 pacientes, utilizando principalmente osso desmineralizado liofilizado (combinado com pequenas quantidades de osso autógeno em 2 casos) e concluíram que a adição de PRP não parecia melhorar a qualidade ou a quantidade de formação de novo osso em relação ao relatado em estudos comparáveis de regeneração óssea guiada sem PRP. Foi observado um maior contacto com o implante no grupo com PRP quando foi utilizado um material de dentina particulada/gesso de Paris em vez de osso desmineralizado liofilizado num modelo idêntico. Não utilizámos esta combinação em nenhum dos nossos doentes, uma vez que a literatura não apoiava a sua utilização.

PLASMA RICO EM PLAQUETAS COM MINERAL ÓSSEO ANORGÂNICO

Marx acredita que é pouco provável que o PRP promova significativamente os substitutos ósseos e outros materiais de enxerto não celulares. No entanto, vários estudos analisaram o PRP combinado com osso bovino anorgânico (Bio-Oss: Osteohealth. Shirley. NY) e os resultados são novamente contraditórios.

Kim et al criaram dois defeitos cranianos em cada um de 20 coelhos. Os defeitos foram enxertados com Bio-Oss com ou sem PRP. As radiografias simples digitalizadas e os exames de tomografia computorizada mostraram uma densidade óssea significativamente maior com a utilização de PRP ao fim de um e dois meses.
Aghaloo et al criaram 4 defeitos cranianos em cada um de 15 coelhos. Três foram enxertados com Bio-Oss. Bio-Oss com PRP, ou osso autógeno. O quarto não recebeu qualquer enxerto como controlo. A avaliação histomorfométrica mostrou que a adição de PRP aumentou significativamente a percentagem de formação óssea em relação ao Bio-Oss isolado nos 3 períodos de tempo (1, 2 e 4 meses). Concluíram que o osso autógeno continuava a ser significativamente melhor do que o Bio-Oss ou o Bio-Oss com PRP.
First et al realizaram procedimentos bilaterais de elevação do seio maxilar e mediram a quantidade de osteointegração dos implantes dentários às 3, 6 e 12 semanas pós-operatórias e concluíram que tanto os grupos com PRP como os sem PRP apresentaram um aumento na percentagem de contacto implante-implante e no número de contactos entre o osso enxertado e o implante em função do tempo. Concluíram que, quando combinado com HA (hidroxiapatite bovina), o PRP não era comprovadamente superior ao HA isolado.
Num estudo em humanos, Froum et al realizaram procedimentos de elevação do seio maxilar bilateral em 3 pacientes e avaliaram a percentagem de contacto entre o osso e o implante, não tendo verificado qualquer benefício significativo com a adição de PRP ao Bio oss. Um estudo recente de Hallman et al demonstrou que os substitutos ósseos cristalinos, tais como HA bovina ou sintética, juntamente com PRP, podem ser vantajosos no aumento do seio maxilar para colocação de implantes dentários. As razões incluem o facto de serem radiograficamente opacos e, por conseguinte, ser mais fácil monitorizar as alterações de volume, de serem menos propensos a uma reabsorção imprevisível do que os enxertos ósseos autógenos livres e não vascularizados e de produzirem osso novo com elevada densidade.
No nosso estudo, foi utilizada hidroxiapatite com PRP e os resultados foram satisfatórios, com uma boa melhoria na cicatrização de feridas. No nosso estudo, quando o PRP+HA foi utilizado para preencher os defeitos císticos pós-enucleados da mandíbula, os resultados foram satisfatórios com consolidação precoce do enxerto ósseo (3 meses).
No nosso estudo, foram realizados alguns casos de impacções mandibulares bilaterais; verificámos uma maior maturação e consolidação do enxerto, quando os alvéolos de extração foram preenchidos com PRP+HA.
Pelo contrário, num estudo de Gerard, que analisou imagens de radiografias digitalizadas e padronizadas, concluiu que os enxertos sem PRP eram mais densos do que os enxertos com PRP.

Wiltfang et al registaram uma formação óssea nova 8% a 10% superior no grupo do PRP e concluíram que, quando o PRP foi adicionado ao fosfato tricálcico, a regeneração óssea foi apoiada em pequena escala.
Robert E. Marx descreveu o PRP como um fator de crescimento que melhora os enxertos ósseos. Ele obteve uma taxa de maturação radiográfica maior de 1,62 a 2,16 vezes no intervalo de 2 e 6 meses do que a dos enxertos sem PRP, conforme avaliado por histomorfomatria, e também houve uma densidade óssea 19% maior nos enxertos aos quais o PRP foi adicionado. Foi observada uma maturação precoce radiográfica significativa no nosso grupo de estudo nos intervalos de 1 mês e 3 meses após a operação. No entanto, aos 6 meses após a operação, tanto o grupo de controlo como o grupo de estudo apresentavam radiodensidades semelhantes.
Palmisano efectuou uma análise computorizada de radiografias para determinar a percentagem de mineralização e mostrou 90,5% de preenchimento de defeitos quando o osso mineralizado foi utilizado isoladamente, em comparação com apenas 74,7% quando o PRP foi adicionado ao material de enxerto. Assim, afirmou que não existem benefícios potenciais do PRP no aumento da mineralização óssea.
A incidência relativa de complicações foi muito baixa no nosso estudo. Registou-se uma deiscência da mucosa seguida de extrusão do enxerto de AH num doente, tendo a causa sido atribuída ao enchimento excessivo dos defeitos quísticos. Esta única complicação no nosso estudo foi tratada com sucesso através da obliteração do defeito com um tampão de acrílico (obturador) e a ferida cicatrizou secundariamente.
Não se registaram complicações relacionadas com o PRP em si.

DOR

Mancuso et al mostraram uma taxa mais baixa de osteíte alveolar, menos dor e uma cicatrização óssea radiográfica mais densa quando o PRP foi colocado em 3 cavidades de extração derd molares. O nosso estudo revelou uma menor incidência de dor no grupo de estudo utilizando uma escala visual analógica em comparação com o grupo de controlo após o primeiro mês de pós-operatório, o que foi estatisticamente significativo (ou seja, P= 0,042)

INCHAÇO

O nosso estudo prospetivo também comparou a diferença no inchaço pós-operatório entre o grupo de estudo e o grupo de controlo. Os resultados mostraram que o grupo PRP teve um inchaço significativamente menor (ou seja, P= 0,016) na primeira semana pós-operatória, enquanto a restante fase pós-operatória foi semelhante para ambos os grupos.
A razão provável é a ativação dos macrófagos pelos principais factores de crescimento, ou seja, o PDGF, que resulta no desbridamento do local da ferida, juntamente com a remoção de produtos inflamatórios, proporcionando ao mesmo tempo uma fonte de factores de crescimento de segunda fase.

INFECTÃO

Marx relata 2 - 3,5% de taxa de infeção pós-operatória quando o PRP foi utilizado.

A nossa experiência revelou uma diferença estatisticamente significativa na taxa de infeção pós-operatória, ou seja, o grupo de estudo tem menos incidência (ou seja, P= 0,003) em comparação com o grupo de controlo.

Comentamos que a baixa taxa de infeção no grupo de estudo foi conseguida através de uma técnica asséptica rigorosa de obtenção de PRP e de procedimentos cirúrgicos meticulosos.

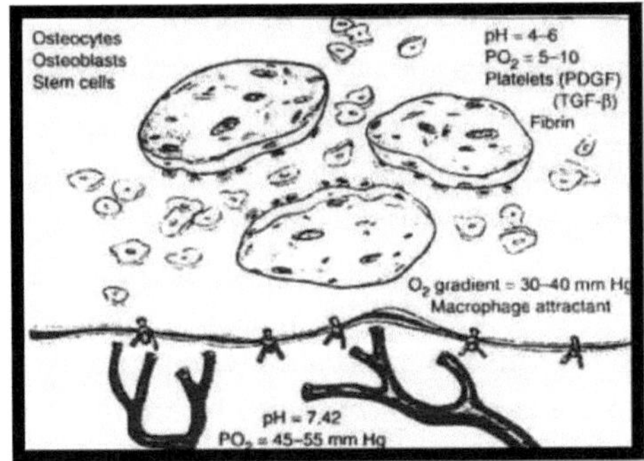

Fisiologia de um enxerto ósseo no momento da sua colocação

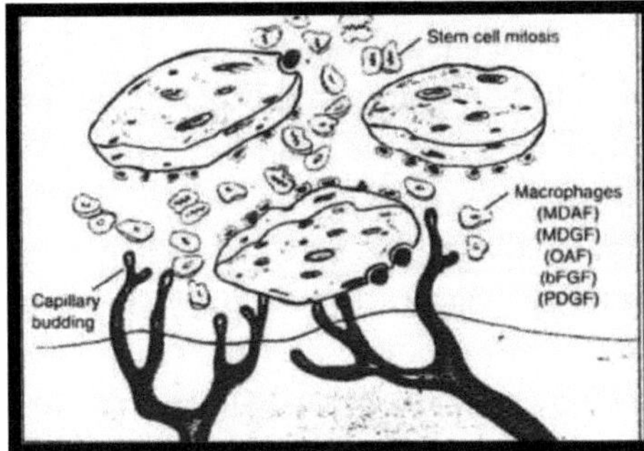

Fisiologia de um enxerto ósseo com cerca de 3 dias,

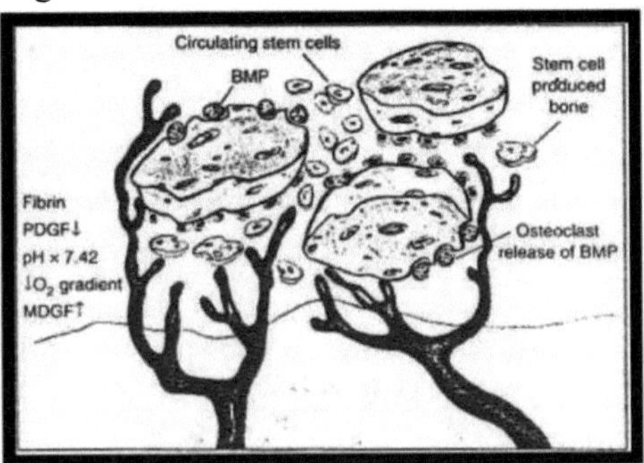

Fisiologia de um enxerto ósseo com cerca de 14 a 17 dias

CAPÍTULO 7

CONCLUSÃO

A utilização de PRP para a regeneração do osso em patologias orais e maxilofaciais tem demonstrado vantagens consideráveis em relação aos procedimentos convencionais, com melhores resultados.

Além disso, as suas principais vantagens em relação aos enxertos ósseos autógenos ou aloplásticos são a relação custo-eficácia, a ausência de morbilidade, a não necessidade de cirurgias adicionais para a colheita de osso, a satisfação do doente, a facilidade e os melhores resultados para os cuidados de saúde adequados do doente.

Por conseguinte, concluímos que esta técnica é, de longe, muito benéfica para o tratamento de defeitos ósseos na região maxilofacial e propomos investigação futura no mesmo domínio para desenvolvimentos adicionais.

CAPÍTULO 8

REFERÊNCIAS

1 . Carlson NE, Roach RB: Plasma rico em plaquetas: aplicações clínicas em medicina dentária. J Am Dent Assoc 2002, 133:1383-1386.

2 . Pierce GF, Mustoe TA, Lingelbach J, Masakowski VR, Griffin GL, Senior RM et al. O fator de crescimento derivado das plaquetas e o fator de crescimento transformador beta aumentam as actividades de reparação dos tecidos através de mecanismos únicos. J Cell Biol. 1989 Jul;109(l):429-40.

3 . Oz MC, Jeevanandam V, Smith CR, Williams MR, Kaynar AM, Frank RA. Autologous Fibrin Glue From Intraoperatively Collected Platelet-Rich Plasma. Ann Thorac Surg 1992; 53: 530-1

4 . Tayapongsak P, O'Brien DA, Monteiro CB, Arceo-Diaz LY. Adesivo de fibrina autólogo na reconstrução mandibular com osso esponjoso particulado e medula óssea. J Oral Maxillofac Surg. 1994 Feb;52(2):161-5

5 .

6 . Nikolidakis D, Jansen JA: A biologia do plasma rico em plaquetas e a sua aplicação em cirurgia oral: revisão da literatura.

7 . Kanno, T.; Takahashi, T.; Tsujisawa, T.; Ariyoshi, W.; Nishihara, T. O plasma rico em plaquetas melhora a proliferação e diferenciação de células semelhantes a osteoblastos humanos. J. Oral Maxillofac. Surg. 2005; 63(3): 362-369.

8 . Anitua E, Andia I, Ardanza B, Nurden P, Nurden AT. As plaquetas autólogas como fonte de proteínas para a cicatrização e regeneração de tecidos. Thromb Haemost 2004;91:4-15.

9 . Knighton, D.R.; Ciresi, K.F.; Fiegel, V.D.; Austin, L.L.; Butler, E.L. Classificação e tratamento de feridas crónicas que não cicatrizam. Tratamento bem sucedido com factores autólogos de cicatrização de feridas derivados de plaquetas (PDWHF). Ann. Surg, 1986, 204(3), 322-330.

10 Knighton, D.R.; Doucette, M.; Fiegel, V.D.; Ciresi, K.; Butler, E.; Austin, L. A utilização da fórmula de cicatrização de feridas derivada de plaquetas em ensaios clínicos em humanos. Prog. Clin. Biol. Res, 1988, 266, 319-329.

11 l.Matras, H. A utilização do selante de fibrina em cirurgia oral e maxilofacial. J. Oral Maxillofac. Surg, 1982,40(10), 617-622.

12 Del Corso M, Vervelie A, Simonpieri A, Jimbo R, Inchingolo F, Sammartino G, Dohan Ehrenfest DM: Conhecimentos actuais e perspectivas para a utilização de plasma rico em plaquetas (PRP) e fibrina rica em plaquetas (PRF) em cirurgia oral e maxilofacial, parte 1: Cirurgia periodontal e dentoalveolar. Curr Pharm Biotechnol. 2012,13:207-230.

13 Holly D, Mracna J: A utilização de plasma rico em plaquetas com regeneração

tecidular guiada em defeitos causados por doenças periodontais. Bratisl Lek Listy 2009, 110:669-671.

14 Marx RE: Plasma rico em plaquetas: provas para apoiar a sua utilização. J Oral Maxillofac Surg 2004, 62:489-196.

15 .Marx RE: Plasma rico em plaquetas (PRP): o que é PRP e o que não é PRP? Implant Dent 2001, 10:225-228.

16 Marx RE: Plasma rico em plaquetas: uma fonte de múltiplos factores de crescimento autólogos para enxertos ósseos.

17 Rutkowski JL, Johnson DA, Radio NM, Fennell JW: Plasma rico em plaquetas para facilitar a cicatrização de feridas após a extração dentária. J Oral Implantol 2010, 36:11-23.

18 Celio-Mariano R, Morais de Melo W, Carneiro-Avelino C: Avaliação radiográfica comparativa da cicatrização óssea alveolar associada ao plasma rico em plaquetas autólogo após cirurgia de terceiros molares inferiores impactados. J Oral Maxillofac Surg 2012, 70:19-24.

19 Hamack L, Boedeker RH, Kurtulus I, Boehm S, Gonzales J, Meyle J: Utilização de plasma rico em plaquetas na cirurgia periodontal - um ensaio clínico prospetivo, aleatório e duplamente cego. Clin Oral Invest 2009, 13:179-187.

20 Daif ET: Efeito do plasma autólogo rico em plaquetas na regeneração óssea em fracturas mandibulares. Dent Traumatol. 2012; 29(5):399-403.

21 Gentile P, Bottini DJ, Spallone D, Curcio BC, Cervelli V: Aplicação de plasma rico em plaquetas em cirurgia maxilofacial: avaliação clínica. J Craniofac Surg 2010, 21:900-904.

22 Plachokova AS, Nikolidakis D, Mulder J, Jansen JA, Creugers NH. Efeito do plasma rico em plaquetas na regeneração óssea em medicina dentária: uma revisão sistemática. Clin Oral Implants Res. 2008 Jun; 19(6):539-45.

23 1ntini G. A utilização de plasma rico em plaquetas na terapia de reconstrução óssea. Biomaterials. 2009 Oct;30(28):4956-66. Epub 2009 Jul 1. Revisão.

24 . Sanchez AR, Sheridan PJ, Kupp LI. Será o plasma rico em plaquetas o fator de aumento perfeito? Uma revisão atual. Int J Oral Maxillofac Implants. 2003 Jan-Fev;18(l):93-103.

25 Alsousou J, Thompson M, Hulley P, Noble A, Willett K. The biology of platelet-rich plasma and its application in trauma and orthopaedic surgery: a review of the literature. J Bone Joint Surg Br. 2009 Aug;91(8):987-96.

26 Schuckert KH, Jopp S, Osadnik M. A Utilização de Plasma Rico em Plaquetas, Proteína Morfogenética Óssea-2 e Diferentes Scaffolds em Cirurgia Oral e Maxilofacial - Revisão da Literatura em Comparação com a Experiência Clínica Própria. Oral Maxillofac Res 2011; 2(l):e2.

27 Albanese A, Licata ME, Polizzi B e Campisi G. Plasma rico em plaquetas (PRP)

em cirurgia dentária e oral: da cicatrização de feridas à regeneração óssea. Immunity & Ageing 2013, 10:23.

28 Marx RE, Carlson ER, Eichstaedt RM, Schimmele SR, Strauss JE, Georgeff KR. Plasma rico em plaquetas: Aumento do fator de crescimento para enxertos ósseos. Oral Surg Oral Med Oral Pathol Oral Radiol Endod. 1998;85:638- 46.

29 Pal US, Mohammad S, Singh RK, Das S, Singh N, e Singh M. Fator de crescimento plaquetário em cirurgia oral e maxilofacial Natl J Maxillofac Surg. 2012 Jul-Dez; 3(2): 118-123.

30 Plachokova, A.S.; Nikolidakis, D.; Mulder, J.; Jansen, J.A.; Creugers, N.H. Effect of platelet-rich plasma on bone regenerationin dentistry: a systematic review. Clin. Oral Implants Res. 2008; 19(6): 539-545.

31 Grageda, E. Plasma rico em plaquetas e materiais de enxerto ósseo: uma revisão e um protocolo de investigação padronizado. Implant Dent. 2004; 13(4): 301-309.

32 Choi, B.H.; Im, C.J.; Huh, J.Y.; Suh, J.J.; Lee, S.H. Effect of platelet- rich plasma on bone regeneration in autogenous bone graft. Int. J. Oral Maxillofac. Surg. 2004; 33(1): 56-59.

33 Schlegel, K.A.; Donath, K.; Rupprecht, S.; Falk, S.; Zimmermann, R.; Felszeghy, E.; Wiltfang, J. Formação óssea de novo utilizando colagénio bovino e plasma rico em plaquetas. Biomaterials 2004; 25(23): 5387-5393.

34 Simonpieri, A.; Del Corso, M.; Sammartino, G.; Dohan Ehrenfest, D.M. A relevância da fibrina rica em plaquetas de Choukroun e do metronidazol durante reabilitações maxilares complexas utilizando aloenxerto ósseo. Parte I: um novo protocolo de enxerto. Implant Dent., 2009, 18(2), 102-111.

35 Simonpieri, A.; Del Corso, M.; Sammartino, G.; Dohan Ehrenfest, D.M. A relevância da fibrina rica em plaquetas de Choukroun e do metronidazol durante reabilitações maxilares complexas utilizando aloenxerto ósseo. Parte II: cirurgia de implantes, protética e sobrevivência. Implant Dent., 2009, 18(3), 220-229.

36 Choukroun, J.; Diss, A.; Simonpieri, A.; Girard, M.O.; Schoeffler, C.; Dohan, S.L.; Dohan, A.J.; Mouhyi, J.; Dohan, D.M. Plateletrich fibrin (PRF): um concentrado de plaquetas de segunda geração. Parte V: avaliações histológicas dos efeitos da PRF na maturação de aloenxertos ósseos em sinus lift. Oral Surg. Oral Med. Oral Pathol. Oral Radiol. Endod., 2006, 101(3), 299-303.

37 Marx RE, Garg AK. Aplicações dentárias e craniofaciais do plasma rico em plaquetas. Quintessence Publishing; 2005. pp. 3-26.

38 GaXling VL, Ac, il Y, Springer IN, Hubert N, Wiltfang J. Plasma rico em plaquetas e fibrina rica em plaquetas em cultura de células humanas. Oral Surg Oral Med Oral Pathol Oral Radiol Endod 2009; 108:48-55.

39 Ebrahim AK, Osama A A, Amal SA, Gihan GD, Ashraf H et al. Avaliação da fibrina rica em plaquetas versus plasma rico em plaquetas no resultado da fratura

mandibular: um estudo comparativo. Egyptian J Oral & Maxillofac Surg. 2014; 5 (3): 97-102.

40 Simonpieri A, Corso MD, Vervelle A,Ryo J, JimboFrancesco Inchingolo5, Gilberto Sammartino et al. Current Knowledge and Perspectives for the Use of Platelet-Rich Plasma (PRP) and Platelet-Rich Fibrin (PRF) in Oral and Maxillofacial Surgery Part 2: Bone Graft, Implant and Reconstructive Surgery.

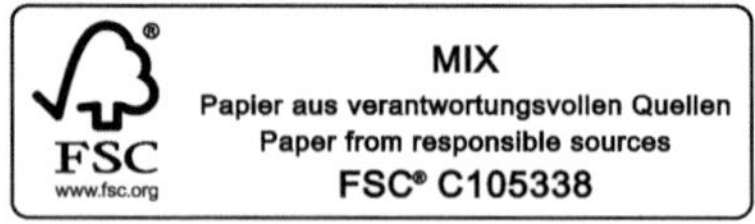

Printed by Books on Demand GmbH, Norderstedt / Germany